W0171551

Vorwort

Inhalt

Vorwort

Die Intensivmedizin gehört mit zu den komplexesten Bereichen der Medizin. Instabile Patienten erfordern rasche Entscheidungen. Eine Vielzahl von Befunden muss interdisziplinär zu einem Gesamtbild vereint werden, um ein individuelles Therapiekonzept für den einzelnen Patienten zu erstellen.

Die Leber ist ein Organ mit multiplen komplexen Funktionen. Ausgehend von ihrer Synthesefunktion für Proteine und Gerinnungsfaktoren, besitzt sie eine tragende Rolle im Rahmen der Infektabwehr sowie bei der Entgiftung toxischer Substanzen. Daher ist eine Einschränkung der Leberfunktion bei kritisch kranken Patienten mit einer signifikant höheren Mortalität assoziiert. Man könnte sagen, dass die Leber das „Herz" aller Organsysteme darstellt.

Das vorliegende Buch ist nicht auf die Behandlung einer bereits zirrhotisch veränderten Leber ausgerichtet, sondern beschäftigt sich mit Leberveränderungen, die im Rahmen intensivmedizinischer Behandlungen auftreten können.

Leberveränderungen im Rahmen einer Sepsis können vielfältige Ursachen haben und stellen in diagnostischer und therapeutischer Hinsicht eine große klinische Herausforderung dar. Eine weitere Ursache für Leberveränderungen stellt die ischämische Hepatitis dar, die durch eine arterielle Durchblutungsstörung mit Ischämie/Hypoxie der zentrilobulären Leberläppchenanteile im Rahmen des Pumpversagens bei septischem Schock („Schockleber") verursacht sein kann bzw. auch als Folge eines primären Pumpversagens bei kardiologischen bzw. kardiochirurgischen Patienten auftreten kann. Dies zeigt, dass eine moderne Intensivmedizin geprägt ist von fachübergreifen-

dem Denken und Handeln am Patienten zwischen Chirurgen, Internisten sowie Intensivmedizinern.

Die Leberbeteiligung auf der Intensivstation kann jederzeit Erwachsene und Kinder gleichermaßen treffen und jeden intensivmedizinisch tätigen Arzt damit konfrontieren. Die klinische Präsentation und Einschätzung der Leberinsuffizienz stellt den Arzt vor große Herausforderungen und erfordert ein schnelles und konstruktives Handeln, denn jede verzögerte Entscheidung kann zum Tode des Patienten führen.

Das vorliegende Buch präsentiert fachspezifische Problematiken der Leber in unterschiedlichem intensivmedizinischen Situationen. Es stellt einen Leitfaden dar und ersetzt keinesfalls das Studium der aktuellen Literatur. Der Erfolg der Behandlung liegt im interdisziplinären Vorgehen.

Ich danke allen, die mir bei diesem Projekt geholfen haben. Neben den Co-Autoren sind dies vor allem die Mitarbeiter meines Labors. Mein besonderer Dank gilt meinem Lehrer und Mitherausgeber, Herrn Prof. Dr. Guido Gerken, für seine konstruktive und nachhaltige Unterstützung bei der Erstellung dieses Buches.

Essen, im Sommer 2010
Ali Canbay

Abkürzungen

AFLP	Akute Schwangerschafts-Fettleber
AIH	Autoimmunhepatitis
ALT	Alanin-Aminotransferase (syn.: ALAT/GPT)
ALL	(Akute Lymphatische Leukämie)
ALV	Akutes Leberversagen
AP	Alkalische Phosphatase
aPTT	Aktivierte partielle Thromboplastinzeit
ARDS	acute respiratory distress syndrome
AST	Aspartat-Aminotransferase (syn.: ASAT/GOT)
BIA	Bioelektrische Impedanzanalyse
BSEP	Bile salt export pump
CASH	Chemotherapie-assoziierte Steatohepatitis)
CCC	Cholangiozelluläres Karzinom
CDT	Carboanhydrate-deficient transferrin
CHE	Cholinesterase
CVVHD	Kontinuierliche veno-venöse Hämodialyse
DIC	Disseminierte intravasale Gerinnung
EGDT	Early goal-directed therapy
ERCP	Endoskopische retrograde Cholangiopankreatikographie
FFP	Fresh Frozen Plasma
γGT (GGT)	Gamma-Glutamyltransferase
GLDH	Glutamatdehydrogenase
HE	Hepatische Enzephalopathie
HSZT	Hämatopoietische Stammzellen
IH	Ischämische Hepatitis
INR	International Normalized Ratio
KIT	Stammzellfaktor-Rezeptor
LDL	Low density lipoproteins
LPS	Lipopolysaccharide
MAP	Mittlerer arterieller Druck
MARS	Molecular adsorbend recirculating system
MRC	Magnetresonanzcholangiographie
PAI-1	Plasminogen-Aktivator-Inhibitor
PAOP	Pulmonalarterieller Verschlussdruck
PDSFR	Platelet-derived growth factor receptor
PNAC	Parenteral nutrition-associated cholestasis
RILD	Radiation-induced liver disease
SC-CIP	Sclerosing cholangitis in critically ill patients
SGA	Subjective global assessment
SIELE	Severe ischemic early liver injury
SIRS	Systemic inflammatory response syndrom
SIRT	Selektive interne Radiotherapie
SOFA Score	Sequential Organ Failure Assessment score
SOS	Sinusoidales Obstruktionssyndrom
SSC	Sekundär sklerosierende Cholangitis
TNF-α	Tumornekrosefaktor alpha
t-PA	Tissue-type plasminogen activator
TRALI	TTransfusionsassoziierte akute Lungeninsuffizienz
VKAS	Verzweigtkettige Aminosäuren
VLDL	Very low density lipoproteins
VOD	Venenverschlusskrankheit
ZVD	Zentraler Venendruck

1 Anatomie und Physiologie der Leber

Die Leber, Hepar, ist mit ca. 1.500 g das **größte Stoffwechselorgan** des menschlichen Köpers. Sie nimmt alle Stoffe auf, die ihr über das Blut der *Vena portae* und *Arteria hepatica* zugeleitet werden. Sie verarbeitet und/oder speichert diese, um sie dann wiederum als Stoffwechselprodukte in die Blutbahn und das Gallenwegsystem abzugeben. Diese Eigenschaft macht die Leber zur **größten Drüse** des Körpers. Das exokrine Produkt, die Galle, enthält Salze der Gallensäuren, die oberflächenaktiv sind und der Emulgierung von Fetten im Darm dienen.

Anatomie
Die Konsistenz der gesunden Leber ist weich-elastisch, sie ist dunkel-rostbraun mit leicht spiegelnder Oberfläche. Ihr durchschnittliches Gewicht liegt beim Mann zwischen 1.400 bis 1.600 g, bei der Frau zwischen 1.200 und 1.400 g. Die Gestalt der Leber wird weitgehend durch Nachbarorgane bestimmt, die sich auf der Leberoberfläche in Form von Impressionen abzeichnen. Das Organ wird durch eine derbe Bindegewebskapsel und den Tonus der Gefäße stabilisiert. In Atemmittellage liegt die gesunde Leber zum größten Teil geschützt im knöchernen Thorax und reicht kranial in der Parasternallinie rechts bis an die sechste Rippe.

Blickt man von ventral auf die Leber, gleicht sie einem Dreieck. Geometrisch ähnelt sie der Form einer dreiseitigen liegenden Pyramide. Die Spitze der Pyramide ist nach links gerichtet, die abgerundete Basis liegt der lateralen rechten Thoraxwand an. Die Zwerchfellfläche, *Facies diaphragmatica*, wird von der Basis, *Pars dextra*, der Ober- und Vorderseite (*Pars superior* und *Pars anterior*) sowie der abgerundeten hinteren Fläche (*Pars posterior*) der Leber gebildet. Die Eingeweidefläche, *Facies visceralis*, ist die untere, den Eingeweiden zugewandte Fläche der Leber. Nach ventral und medial ist sie durch eine scharfe Kante, *Margo inferior*, gegen die Zwerchfellfläche abgegrenzt. Dorsal ist der Übergang von Eingeweide- und Zwerchfellfläche unscharf begrenzt. An der Eingeweidefläche lassen sich besonders an der fixierten Leiche zahlreiche Berührungsfelder zu den umliegenden Organen abgrenzen: die *Impressio gastrica*, die *Impressio cardica*, die *Impressio suprarenalis*, die *Impressio renalis*, die *Vesica fellae*, die *Impressio duodenalis* und die *Impressio colica*.

Die Leber liegt intraperitoneal. Sie ist nur zu einem Teil ihrer Zwerchfellfläche mit dem Zwerchfell verwachsen. An dieser Stelle, *Area nuda*, ist sie nicht vom Peritoneum bekleidet. Nach lateral läuft die *Area nuda* zum *Ligamentum triangulare dextrum* und nach medial zum *Ligamentum triangulare sinistrum* aus. An der Verwachsungsstelle der Leber und Gallenblase fehlt ebenfalls der Peritonealüberzug. Das *Ligamentum falciforme hepatis*, das in der Mitte des ventralen Anteils der *Area nuda* entspringt, teilt die Lebervorderseite in einen rechten Leberlappen, *Lobus dexter*, und in einen linken Leberlappen, *Lobus sinister*. Die Ligamente und die *Area nuda* befestigen die Leber am Zwerchfell, so dass diese dessen Bewegungen beim Ein- und Ausatmen folgen muss.

Die Leberpforte befindet sich auf der Rückseite, der Eingeweidefläche der Leber. Oberhalb von ihr wölbt sich der Lobus quadratus, unterhalb der Lobus caudatus hervor. Im Bereich der Leberpforte treten zwei Äste der Arteria hepatica propria sowie die Vena portae in die Leber ein, darüber hinaus treten der Ductus hepaticus dexter et sinister, die sich hier zum Ductus hepaticus communis vereinigen, aus. Durch die Leberpforte ziehen ferner noch Lymphgefäße und vegetative Nerven. Die Lage der Gebilde zueinander variiert, in der Regel liegt die *Vena portae* dorsal.

Die Binnengliederung der Leber entspricht nicht der Unterteilung der Zwerchfellflächen in den rechten und linken Leberlappen durch das *Ligamentum falciforme*. Sie ergibt sich vielmehr aus dem Verzweigungsmuster der Äste und Wurzeln der Glisson-Trias (Äste der *V. portae* und *A. hepatica* und Wurzeln des *Ductus hepaticus communis*). Danach lässt sich die Leber in einen *Lobus hepatis dexter* und in einen *Lobus hepatis sinister* und diese lassen sich wiederum in Lebersegmente gliedern. Bezogen auf die Eingeweidefläche verläuft die Grenze etwa in der rechten sagittalen Furche des Gallenblasenbettes und des *Sulcus v. cavae*. Die Aufzweigung der Pfortader teilt die Leber weiterhin in einen kraniale und eine kaudale Segmentgruppe. Das Zentrum eines Segmentes wird somit jeweils aus einem Ast der *V. portae*, einem Ast der *A. hepatica* und einer Wurzel des *Ductus hepaticus communis* gebildet.

Nach Claude Couinaud wird die Leber so in acht Segmente unterteilt (Abb. 1). Der linke Leberlappen beinhaltet die Segmente I bis IV. Dabei entspricht das Segment I dem *Lobus caudatus*, das Segment II dem kranialen Teil lateral des durch das *Ligamentum falciforme* abgeteilten *Segmentum laterale* und das Segment III dem kaudalen Teil des *Segmentum laterale*. Das *Segmentum mediale* bildet das Segment IV der Leber. Dies beinhaltet den *Lobus quadratus*, das Segment IVa im kranialen Anteil und das Segment IVb im kaudalen Anteil. Der rechte Leberlappen beinhaltet das *Segmentum anterius*

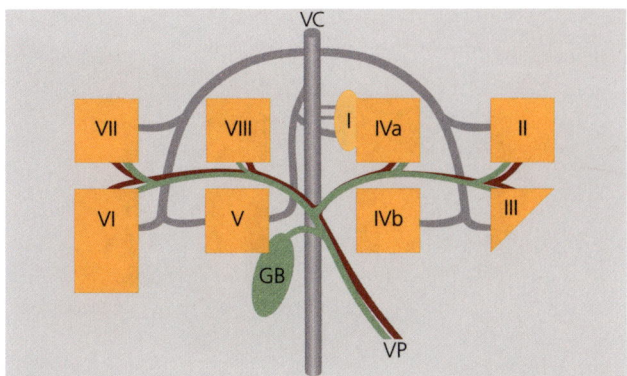

Abbildung 1: Schematische Darstellung der Leber mit Segmenten nach Couinaud. VC, Vena cava; GB, Gallenblase; VP, Vena portae.

und das *Segmentum posterius*. Das erstgenannte beheimatet das Segment V im kaudalen Anteil und das Segment VIII im kranialen Anteil. Im *Segmentum posterius* liegt kaudal der *V. portae dextra* das Segment VI und kranial das Segment VII.

Histologie

Je nach Betrachtungsweise kann die Leber unterschieden werden in ein *Lobulus hepaticus* (klassisches Leberläppchen), ein portales Läppchen oder einen Leberazinus. Beim *Lobulus hepaticus*, der mit einer Bienenwabe verglichen werden kann, wird die *V. centralis* als Läppchenmittelpunkt gesehen. Die Läppchen sind unregelmäßig geformte, meist längliche Gebilde, deren Durchmesser im Bereich von 1–2 mm liegt. An Stellen, an denen mehrere Läppchen mit ihren Kanten zusammenstoßen, verdichtet sich das Bindegewebe und bildet die periportalen Felder. Beim **portalen Läppchen** liegt die Glisson-Trias im Mittelpunkt eines dreieckigen Gebildes, welches von umgebenden *Vv. centrales* gebildet wird. Im portalen

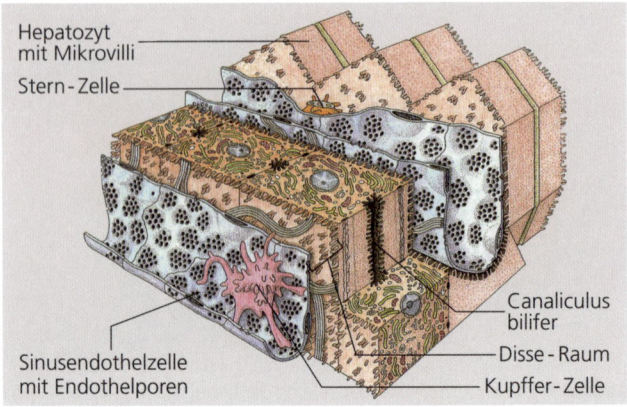

Hepatozyt
mit Mikrovilli

Stern-Zelle

Canaliculus
bilifer

Sinusendothelzelle
mit Endothelporen

Disse-Raum

Kupffer-Zelle

Abb. 2: Mikroskopischer Aufbau der Leber: Räumlicher Bezug von Sinu-soiden mit Hepatozytenplatten. (Zeichnung *G. Ritschel*)

Läppchen fließt die Galle zum zentral gelegenen Gallen-ausführungsgang. Die funktionelle Untereinheit des Leberparenchyms ist der von Rappaport beschriebene **Leberazinus**. Er hat die Form eines Rhombus, bei dem die Ecken jeweils von zwei gegenüberliegenden Portal-feldern und zwei gegenüberliegenden Zentralvenen gebildet werden.

Am Aufbau der Leberazini sind im Wesentlichen fünf verschiedene Zelltypen beteiligt. Der größte Anteil mit ca. 60 % entfällt auf die Hepatozyten. Kupffer-Zellen sind zu etwa 15 – 25 %, Sinusendothelzellen zu 10 – 20 % und Stern- und Pit-Zellen zu je unter 5 % beteiligt.

Die Leberepithelzellen, **Hepatozyten**, bilden das Balken-werk aus ein bis zwei Zellen breiten Balken, welche die Gallenkanälchen einschließen (Abb. 2). Die einzelne Leberepithelzelle ist polygonal und hat, je nach Funk-tionszustand, einen Durchmesser von 15 bis 30 µm. Die

Hepatozyten sind aufgrund ihrer Ausstattung mit Zellorganellen und Enzymen der Ort der vielfältigen metabolischen Reaktionen, die in der Leber ablaufen. In unmittelbarer Nachbarschaft zu den Periportalfeldern finden sich große ovale Zellen, die Stammzellen der Leber, die sich bei der Regeneration von Lebergewebe zu Hepatozyten und Gallengangsepithelzellen differenzieren können.

Die **Sinusendothelzellen** bilden eine durch Spalten und Poren unterbrochene Auskleidung der Sinusoide. Da die Poren dabei von Aktin- und Myosinfilamenten umgeben sind, kann deren Weite aktiv variiert werden. Eine Engstellung kann durch einen Anstieg von Kalziumionen oder Noradrenalin, eine starre Weitstellung durch Endotoxin oder Hypoxie bedingt sein. Zwischen den Sinusendothelzellen und den Hepatozyten befindet sich der **Disse-Raum** (benannt nach Josef Disse). Dessen Inhalt besteht aus locker verteilten Kollagenfibrillen und einer amorph erscheinenden Grundsubstanz. Vereinzelte perisinusoidale Fibroblasten sind für die Bildung der Grundsubstanz und der Kollagenfibrillen verantwortlich. In den Disse-Raum ragen sowohl Fortsätze der Endothelzellen als auch die Mikrovilli der Hepatozyten hinein und führen auf diese Weise zu einer Vergrößerung der Kapillarfront der Leberzellen.

Im Disse-Raum werden zudem Fettspeicherzellen beschrieben, die auch als perisinusoide Lipozyten, **Sternzellen** oder **Ito-Zellen** (benannt nach dem Japaner Ito) bezeichnet werden. Die Bedeutung der Zellen, die sich durch große, mit Fett gefüllte Vakuolen kennzeichnen, liegt vor allem in der Bildung von Komponenten der extrazellulären Matrix und der Speicherung von Vitamin A.

Auch Enzyme zum Abbau der extrazellulären Matrix wie Kollagenasen und Proteaseinhibitoren werden hier gebildet. Sie werden aufgrund ihrer intensiven Kollagenbildung für die Entwicklung einer Leberzirrhose nach Leberschädigung verantwortlich gemacht. Es gibt zunehmend Hinweise, dass die Sternzellen auch in der Leberregeneration und Lebertumor(HCC)-Progression eine wichtige Rolle spielen.

Die **Pit-Zellen** stellen die kleinste Zellpopulation dar. Sie sind Lymphozyten mit großen Granula. Wahrscheinlich haben sie die Funktion von natürlichen Killerzellen.

Die **Kupffer-Zellen** (benannt nach Karl-Wilhelm von Kupffer) sind Makrophagen, die dem mononukleären Phagozytensystem angehören. Sie liegen den Endothelzellen an oder sind in ihnen durch einen Fortsatz verankert. Über Zellfortsätze stehen die Kupffer-Zellen mit Hepatozyten in Verbindung und haben eine wichtige Funktion bei der Abwehr von Krankheitserregern, Partikeln und Fremdstoffen. Da sie weit in das Lumen der Lebersinusoide hineinragen, können sie partikuläre Bestandteile aus dem vorbeifließenden Blut optimal phagozytieren. Sie können sich ablösen, mit dem Blutstrom in die Lungen geraten und dort in die Alveolen übertreten.

Die **Gallenkapillaren** sind innerhalb der Leberläppchen nur Vertiefungen der Leberzellen, erst nach dem Austritt aus den Leberläppchen bekommen sie eine eigene Wand und werden zu den Gallengängen mit einem einschichtig-prismatischen Epithel. Aus den kleinen Gallengängen eines Periportalfeldes fließt die Galle über größere Gallengänge aus der Leber.

Die Leber besitzt eine ausgesprochene **Regenerationsfähigkeit**. Dies schlägt sich bereits in der griechischen Mythologie nieder: In der Sage des Prometheus wird dieser zur Strafe für die Übergabe des Feuers an den Menschen an einen Felsen geschlagen. Ein Adler hackt täglich einen Teil seiner Leber heraus, der bis zum nächsten Tag nachwächst. Vernarbungen wie beispielsweise bei Hautverletzungen treten hierbei nicht auf. Heutzutage macht man sich die Regenerationsfähigkeit im Rahmen von Leberlebendtransplantationen zunutze.

Physiologie

In der Leber laufen die meisten der heute bekannten Reaktionen des Intermediärstoffwechsels ab, darüber hinaus synthetisiert sie eine Reihe für den Organismus wichtiger Verbindungen, metabolisiert körpereigene und körperfremde Substanzen und ist schließlich ein wichtiges Ausscheidungsorgan. Die Kapazität der Leber zur Erfüllung ihrer vielfältigen Aufgaben ist außerordentlich groß, so ist erst ein Parenchymverlust von mehr als 90 % nicht mehr mit dem Leben vereinbar. Die Stoffwechselprozesse benötigen Sauerstoff und erzeugen Wärme: etwa zwölf Prozent des gesamten Sauerstoffs des arteriellen Blutes im Körperkreislauf gehen an die Leber; die Temperatur des venösen Blutes, das die Leber verlässt, liegt über der allgemeinen Körpertemperatur. Den vielfältigen Aufgaben der Leber entspricht, dass sie im Hinblick auf An- und Abtransport von chemischen Bausteinen und deren Produktion „verkehrsgünstig" im Blutkreislauf liegt. In der Resorptionsphase werden die im Darm aufgenommenen Nährstoffe mit der Pfortader zur Leber transportiert; eine Ausnahme bilden hier die Lipide in der Nahrung, die über den *Ductus thoracicus* und den Körperblutkreislauf der Leber zugeleitet werden.

Durch ihren Gefäßreichtum bildet die Leber einen dem rechten Vorhof vorgeschalteten Blutspeicher, der vorübergehend bis zu einen Liter Blut aufnehmen kann.

Glukosestoffwechsel – Eine Hauptfunktion der Hepatozyten besteht in der Speicherung von Kohlenhydraten. Diese werden in der resorptiven Phase in Form von Glukose aus dem Blut aufgenommen, zu Glykogen polymerisiert und in Form von 20–30 nm großen Granula zu Glykogenrosetten in einer Größe von 0,2–0,5 μm zusammengesetzt. Je nach Energiebedarf kann die Leber dann zu einem späteren Zeitpunkt der postresorptiven Phase Glukose wieder in das Blut abgeben. Die Glykogenvorräte der Leber können den Glukosebedarf von obligaten Glukoseverwertern wie Erythrozyten und dem zentralen Nervensystem jedoch nur für einen begrenzten Zeitraum decken. Dann kommt die Möglichkeit der Bildung von Glukose aus Proteinen – die Glukoneogenese – in den Hepatozyten zum Tragen. **Nach einer Hungerperiode von 24 Stunden benötigt der menschliche Organismus ca. 180 g Glukose pro Tag.**

Lipidstoffwechsel – In der Resorptionsphase besteht die Aufgabe der Hepatozyten in der Synthese von Triglyzeriden und Sphingolipiden aus Kohlenhydraten und Lipiden, welche sie mit der Nahrung aufgenommen haben. In der Postresorptionsphase deckt die Leber ihren eigenen Energiebedarf fast vollständig aus der Oxidation von Fettsäuren. Dabei fallen Ketonkörper ab, welche ins Blut abgegeben werden. Die Hepatozyten haben darüber hinaus auch eine entscheidende Aufgabe im Lipoproteinstoffwechsel. Sie nehmen die Restpartikel der Chylomikronen auf und produzieren „Very low density lipoproteins" (VLDL). Die VLDL transportieren Cholesterin und Triglyceride zu extrahepatischen Geweben. Nach Abbau der VLDL zu „Intermediate density lipoproteins" (IDL) werden diese durch die Leber weiter abgebaut und modifiziert, so dass als Endprodukt „Low density lipoproteins" (LDL) entstehen. Auch in der Neusynthese von **Cholesterin** tragen Hepatozyten die Hauptlast des menschlichen Körpers. Der Organismus verliert täglich ca. 1 g dieses unentbehrlichen Membranbestandteils in Form von Gallensäuren. Da bei ausgewogener Ernährung nur etwa ein Drittel dieser Menge aufgenommen wird, muss die Leber das Ausgangsmaterial für die Biosynthese von Steroidhormonen, der D-Vitamine und der Gallensäuren, aus Acetyl-CoA synthetisieren.

Proteinstoffwechsel – Die Leber ist zur Bildung von nichtessenziellen Aminosäuren befähigt und synthetisiert eine große Anzahl verschiedener Proteine mit großer Bedeutung für den Gesamtorganismus. Sie bildet mit **Serumalbumin** den Hauptteil der nichtkorpuskulären Blutbestandteile, produziert wichtige Enzyme des Blutplasmas und fast alle an der Blutgerinnung beteiligten Proteine. Die Produktion findet dabei im granulierten endoplasmatischen Retikulum statt, und über den vesikulären Transport zum Golgi-Apparat erfolgt die Ausscheidung über den Disse-Raum in das Blut. Eine weitere Funktion des Proteinstoffwechsels besteht in der Aktivierung von Signalstoffen, so bei der Umwandlung eines unwirksamen Prohormons in das aktive Hormon (z. B. Thyroxin zu Trijodthyronin). Zugleich ist die Leber für den Abbau oder die Inaktivierung vieler Hormone, Proteine und anderer Signalstoffe wie Steroidhormone der Nebennieren verantwortlich. Im Rahmen des Proteinstoffwechsels ist die Leber als einziges Organ in der Lage, toxisches Ammoniak, das beim Abbau von

Proteinen entsteht, als Harnstoff zu binden und so eine Ausscheidung über die Nieren zu ermöglichen.

Speicherung von Substraten, Vitaminen und Metallen – Eine Nebenaufgabe der Leber besteht in der Speicherung von beträchtlichen Mengen wasserlöslicher Proteine. Besonders Folsäure und Vitamin B12, deren Vorrat für mehrere hundert Tage reichen würde, sind hier zu erwähnen. Unter den Metallen speichert die Leber etwa das 10- bis 15-fache der täglichen Kupferzufuhr und beheimatet zehn Prozent des menschlichen Eisens.

Biotransformation – Eine weitere spezifische Funktion der Hepatozyten ist die Entgiftung körpereigener und körperfremder Substanzen durch die sog. Biotransformation. In dieser Reaktion werden lipophile Substanzen, die im Körper nicht abgebaut werden können, zu hydrophilen Substanzen prozessiert, die über den Urin oder die Galle ausgeschieden werden können. Die Biotransformation ist dabei in zwei Phasen eingeteilt: In der ersten Phase wird die Substanz hydroxyliert oder mit einer anderen reaktiven Gruppe versehen, um dann in der zweiten Phase mit einer hydrophilen Verbindung konjugiert zu werden. Klinisch bedeutsam ist die Tatsache, dass es durch Medikamente wie Barbiturate zu einer starken Induktion der Enzyme der Biotransformation kommen kann. Dadurch werden Abbau und Wirkung weiterer Medikamente beeinflusst.

Gallebildung – Die Leber sezerniert Galle, die – außer Wasser – Gallensäuren, Bilirubin, Cholesterin, Lecithin und weitere Substanzen enthält, die über die Gallenwege in den Darm gelangen. Das tägliche Produktionsvolumen der Galle beim Menschen beträgt etwa 500 – 700 ml, das nach Eindickung in der Gallenblase zu den Mahlzeiten in das Duodenum abgegeben wird. Die meisten Substanzen werden, nachdem sie ihre Aufgabe erfüllt haben, im enterohepatischen Kreislauf wieder der Leber zugeführt. Nur ein kleiner Prozentsatz wird über den Stuhl ausgeschieden und muss somit neu gebildet werden. Von besonderer Bedeutung sind die Gallensäuren, die für die Bildung von Mizellen zur Lipidresorption im Dünndarm unerlässlich sind. Der Gallefarbstoff entsteht aus Bilirubin, einem eisenfreien Abkömmling des roten Blutfarbstoffes zugrundegegangener Erythrozyten. Er wird von den phagozytierenden Retikulumzellen der Milz, an Albumin gebunden, an die Leber geleitet. In den Hepatozyten erfolgt dann die Umwandlung in eine wasserlösliche Form, welche ebenfalls in die Gallenkanälchen abgegeben wird. Im Darm erfolgt dann durch Bakterien eine weitere Umwandlung zu Urobilinogen, welches zum Teil nach Rückresorption über die Niere ausgeschieden wird.

Neben der Niere und der Lunge stellt die Leber ein wichtiges Organ in der Regulation des Säure-Basen-Haushaltes dar. Durch die leberspezifische Harnstoffsynthese können große Mengen HCO_3^- fixiert und ausgeschieden werden. Dabei wird die Geschwindigkeit der Reaktion dem extrazellulären pH-Wert angepasst.

Funktionen der Nichtparechymzellen der Leber – Zudem ist die Leber bei **unspezifischen Abwehrvorgängen beteiligt.** Diese Funktion wird dabei von den Kupffer-Zellen übernommen, die Bakterien, Viren, Toxine und andere Partikel phagozytieren. Darüber hinaus werden Komponenten der unspezifischen Abwehr wie Akute-Phase-Proteine und Komplementfaktoren – gebildet.

Die vielseitigen Aufgaben der Leber werden von allen Leberzellen wahrgenommen, jedoch in unterschiedlichem Ausmaß. Die Funktionen unterliegen einer räumlichen und zirkadianen Rhythmik. Eine entscheidende Rolle spielt dabei die Durchblutung und dadurch bedingte Sauerstoffversorgung der Leber. In der Nähe der Glisson-Trias besteht ein hoher Sauerstoffpartialdruck, so dass hier vor allem oxidative Stoffwechselvorgänge geleistet werden können. In der Innenzone um die Zentralvene sind vor allem anaerobe Stoffwechselprozesse anzutreffen. In der Außenzone sind folglich die Mitochondrien zahlreicher und größer als in der Innenzone. Ein zirkadianer Wechsel von assimilatorischer zu sekretorischer Funktion der Zellen zeigt sich in der Gallen- und Glykogenbildung. Die Gallenbildung beginnt morgens an der Außenzone und schreitet zentralwärts vor. Während des Maximums der Gallenbildung gegen 20:00 Uhr erreicht der Glykogenaufbau sein Minimum. Die Einlagerung von Glykogen beginnt zentral bei gleichzeitigem Rückgang der Gallenbildung mit einem Maximum um 08:00 Uhr.

1.1   Klinische Untersuchung

In der klinischen Untersuchung der Leber können Palpatationstechniken, Perkussionstechniken und Kratzauskultation zur Anwendung kommen. Zur Palpation wird der Patient auf dem Rücken liegend auf der rechten Seite untersucht, der Untersuchende steht oder sitzt dabei auf der rechten Seite des Patienten. Es werden die Kuppen der zweiten bis fünften Finger 3–5 cm unterhalb des Rippenbogens in der Medioklavikularlinie auf den Oberbauch gelegt. Sie befinden sich dort lateral des *Musculus rectus abdominis*. Während der Patient aufgefordert wird, tief einzuatmen, so dass der Bauch sich vorwölbt, wandern die tastenden Finger nach kranial und ertasten so den kaudalen Leberrand. Der Leberrand ist leicht abgerundet, mäßig elastisch und hat die Konsistenz eines prallen Luftballons. Die Leberoberfläche ist glatt. Bei der Leberpalpation verspürt der Patient in der Regel keine Schmerzen. Im Anschluss daran wird die kraniale Grenze der Leber durch eine mittellaute Perkussion in der Medioklavikularlinie ermittelt. Dabei kann der Übergang vom Abdomen zur Leber aufgrund der Änderung des Klopfschalls (KS) vom tympanischen KS zum lebergedämpften KS bestimmt werden. Der Wechsel zum sonoren Klopfschall der Lunge zeigt dann die kraniale Grenze der Leber an. Als alternative Untersuchungsmethode kann auch die Kratzauskultation durchgeführt werden. Dazu wird das Stethoskop auf den *Processus xiphoideus* aufgesetzt und das Abdomen mit einem Holzspatel gekratzt. Man beginnt mit dem Kratzen auf Höhe der fünften Rippe in engen Abständen entlang der Medioklavikularlinie. Sobald sich der Spatel über der Leber befindet, werden die Kratzgeräusche im Stethoskop hörbar. Der normale kraniokaudale Durchmesser des rechten Leberlappens in der Medioklavikularlinie beträgt 8 – 12,5 cm beim Mann und 7 – 11,5 cm bei der Frau.

2 Leberparameter und Einschätzung der Leberleistung

2.1 Klinisches Vorgehen

Zur Initialdiagnostik bei Verdacht auf das Vorliegen einer Lebererkrankung werden nach erfolgtem Anamnesegespräch und eingehender körperlicher Untersuchung nur wenige laborchemische Parameter benötigt, um die Leberfunktion einzuschätzen. Neben einem kleinen Blutbild können anhand von Transaminasen, GGT, AP und ChE bereits erste Rückschlüsse auf die Ätiologie einer Lebererkrankung gezogen werden. Bei 95 % aller Patienten mit einer Lebererkrankung ist einer dieser Serumwerte erhöht. Zu berücksichtigen sind bei der Analyse aller biochemischen Marker die unterschiedlichen Halbwertszeiten im Serum, was unter Umständen zu einer Fehlinterpretation in der Zusammenschau verschiedener Ergebnisse führen kann. Zudem gilt zu beachten, dass normwertige Transaminasen das Vorliegen einer fortgeschrittenen Lebererkrankung oder die Infektiosität eines Patienten nicht sicher ausschließen können.

Es wird zunächst nach der funktionellen Herkunft der Parameter differenziert. Einerseits nach Indikatoren für die Membranintegrität der Hepatozyten, andererseits nach Indikatoren für den parenchymatösen Leberschaden (AST [GOT], ALT [GPT], GLDH), Zeichen der verminderten biliären Exkretion bzw. cholestatischer Lebererkrankungen (AP, GGT, Bilirubin) und Parameter für die Lebersyntheseleistung (Quick, INR, Albumin, ChE).

Des Weiteren erfolgt eine kurze Aufstellung der Differenzialdiagnosen akuter und chronischer Lebererkrankungen. Insbesondere berücksichtigt wird hierbei die

Genese chronischer Lebererkrankungen (metabolisch, toxisch, hereditär, viral, autoimmun, etc.) und die jeweiligen relevanten Indikatoren.

2.2 Parenchymatöse Leber-Laborwerte

Relevante Indikatoren für eine parenchymatöse Leberschädigung repräsentieren die GLDH und die Transaminasen, wobei die Alanin-Aminotransferase (ALT oder ALAT; GPT) durch ihre hohe Leberspezifität und aufgrund ihrer zytoplasmatischen Lokalisation bereits für geringe hepatozelluläre Schädigungsmuster sehr sensitiv ist. Die Aspartat-Aminotransferase (AST oder ASAT; GOT) hingegen zeichnet sich durch eine hohe Sensitivität bei allerdings nur geringer Leberspezifität aus (kann bei Herzinfarkt auch erhöht sein). Sie korreliert aufgrund ihrer mitochondrialen Lokalisation mit dem Schweregrad der Zellnekrose und stellt somit einen Prädiktor für das Ausmaß einer hepatozellulären Schädigung dar.

Die Normalwerte der Transaminasen entstammen einem Normalkollektiv aus der Zeit vor der Identifizierung des Hepatitis- C-Virus. Daher wird allgemein angenommen, dass sie zu hoch veranschlagt sind. Die Normalwerte für AST (GOT) betragen derzeit 5 bis 35 U/l, für die ALT (GPT) 5 bis 35 U/l. Die GLDH beträgt bei gesunden Menschen bis 5 U/l.

Auch das Ausmaß der Transaminasenerhöhung erlaubt relevante differenzialdiagnostische Rückschlüsse. Eine nur geringe (bis zu vierfache) Erhöhung zeigt sich beispielsweise bei cholestatischen Erkrankungsformen, bei Lebertumoren und dem Formenkreis der nichtalkoholischen Fettlebererkrankungen. **Beim Vorliegen einer Leberzirrhose und einem konsekutiven Parenchymverlust**

Tab. 1

Parenchymatöse Leberwerte

Transaminasen bzw. Aminotransferasen:
  Aspartat-Aminotransferase (AST, ASAT oder GOT):
- HWZ im Serum: 17 h
- Intrazellulär in Zytoplasma und Mitochondrien
- Normbereich: 5–35 U/l
- Sehr sensitiv, nicht spezifisch, auch bei Myokardinfarkt, Skelettmuskelerkrankungen ⇈
- Hohe Werte bei akuter viraler, alkoholischer und toxischer Hepatitis

  Alanin-Aminotransferase (ALT, ALAT oder GPT):
- HWZ im Serum: 47 h
- Intrazellulär, nur im Zytoplasma
- Normbereich: 5–35 U/l
- Leberspezifisch
- Akute Hepatitis, gering erhöht bei Lebertumoren oder medikamentös-toxischen Schäden

Glutamatdehydrogenase (GLDH):
- HWZ im Serum: >18 h
- Intrazellulär, ausschließlich mitochondrial
- Normbereich: bis 5 U/l
- Leberspezifisch
- Zentroazinäre Schädigung, Hypoxie, akute Hepatitis, Verschlussikterus, Leberkarzinom

CAVE: Transaminasen können bei fibrotischem Umbau/Zirrhose wieder im/unter Normbereich liegen

hingegen können Transaminasen in Abhängigkeit vom Ausmaß der Erkrankung auch erniedrigt oder sogar nicht mehr nachweisbar sein.

Zu mittleren bis schweren (über fünffachen) Anstiegen kann es insbesondere bei milden viralen und medikamentös-toxisch induzierten Hepatitiden kommen. Erhebliche Anstiege sind bei fulminant verlaufenden viralen oder medikamentös-toxischen Hepatitiden, aber auch bei Ischämieschäden zu verzeichnen. Hilfreich hin-

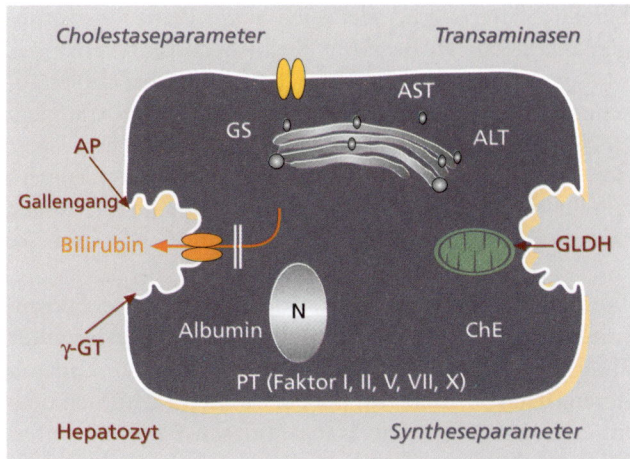

Abb. 3 Leberenzymlokalisation (Hepatozyt/Gallengangsepithelzellen). GS = Gallensäuren

sichtlich der **Abschätzung des Schweregrades und der Ätiologie einer hepatozellulären Schädigung kann der de Ritis-Quotient (AST/ALT-Ratio, Normwert: < 0,7) sein.** Bei Cholestase, toxischen Leberschäden und venöser Abflussstörung ist die Aktivität der AST im Serum in der Regel höher als die der ALT; bei Hepatitiden ist sie in der Regel niedriger (Abb. 3).

Zu Veränderungen in der Kinetik der Transaminasen kommt es mitunter sehr kurzfristig, mit kleineren Schwankungen ist zum Teil in sehr kurzen Intervallen zu rechnen. **Die Serumhalbwertzeit der ALT (GPT) beträgt ca. 47 Stunden, die der AST ca. 17 Stunden.** Bei einer ausgeprägten Erhöhung der Glutamatdehydrogenase (GLDH), welche ebenso wie die AST vor allem in den Mitochondrien lokalisiert ist, liegen häufig schwere Parenchymschäden, wie z. B. bei einer akuten Intoxikation mit

Knollenblätterpilzen, oder auch akute Perfusionsstörungen der Leber (z. B. akute Rechtsherzinsuffizienz) vor. Mäßige Erhöhungen finden sich mitunter bei cholestatischen Erkrankungen. Auch hier kann der Quotient [(AST+ALT)/GLDH] einen Aufschluss über die Genese der Grunderkrankung geben. Ein niedriger Quotient spricht für eine akute Intoxikation, während bei hohen Werten eher auf eine virale Genese zu schließen ist (Abb. 3).

Werden bei der Initialuntersuchung erhöhte Serumtransaminasen festgestellt, sind diese nach Ausschluss einer chronischen Hepatopathie im Verlauf zu kontrollieren (nach 3 Monaten). Bei persistierend erhöhten oder im Verlauf steigenden Transaminasen ist eine weiterführende Diagnostik obligat. Kann eine virale Hepatitis A, B oder C ausgeschlossen werden, sollte ein Screening für weitere infektiöse Hepatopathien durch nicht primär hepatotrope Viren, Bakterien, Pilze, Helminthen und Parasiten erwogen werden. Krankheitsspezifische Marker für Stoffwechselerkrankungen, Immunglobuline, Autoantikörper, medikamentös-toxisches Screening (Benzodiazepine, trizyklische Antidepressiva, Ecstasy, etc.) sowie Hinweise auf eine Alkoholerkrankung (CDT, MCV, IgA, Ethanolspiegel, Alcohol Use Disorder Identification Test) führen klinisch häufig ans Ziel.

2.3   Cholestatische Leber-Laborwerte

Zu den klinisch relevantesten Cholestaseparametern zählen GGT und die AP, welche mit dem Bilirubin zusammen wichtige differenzialdiagnostische Hinweise zur ätiologischen Abklärung des Ikterus liefern. Die **GGT** als mikrosomales, membrangebundenes Enzym weist eine hohe Leberspezifität auf und ist insbesondere erhöht bei einer biliären Cholestase, Alkoholabusus, Fettlebererkran-

Tab. 2

Cholestatische Leberwerte

Serumbilirubin direkt/indirekt
- Abbauprodukt des Häm
- Direkt
    Normbereich: 0-<0,2 mg/dl
    Erhöht bei hepatischem/posthepatischem Ikterus
- Indirekt
    Normbereich: 0,3-1,2 mg/dl
    Erhöht beim prähepatischen Ikterus

Bilirubinausscheidung im Urin
    Erhöht bei hepatischem/posthepatischem Ikterus

Gamma-Glutamyltransferase (GGT)
- HWZ: 3–4 d
- Leberspezifisch
- Normbereich: < 35 U/l
- Membrangebunden (Cholangiozyten)
- Erhöht bei biliärer Cholestase, Alkoholabusus, verschiedenen Medikamenten, Lebermetastasen

Alkalische Phosphatase (AP)
- HWZ: 1–7 d
- Normbereich: 25–100 U/l
- Vorkommen vor allem in Zellmembran
- Nicht leberspezifisch (Isoenzyme, Leber, Knochen, Niere, Darm, Plazenta)
- Cholestase, geringer Anstieg bei Hepatitiden, Medikamente

kung und bei Einnahme verschiedener Medikamente. Zudem finden sich auch erhöhte GGT-Werte im Rahmen einer sekundären Cholestase bei verschiedenen Läsionen des Pankreas. Eine isolierte Erhöhung des GGT-Wertes kann auf eine hepatische Infiltration (Metastasierung) hinweisen. Bei erhöhten GGT-Werten in der Routinediagnostik sollten ebenfalls AP und Bilirubin bestimmt werden. Die **alkalische Phosphatase** weist eine nur geringe Leberspezifität auf und ist bei cholestatischen Lebererkrankungen nur in Verbindung mit erhöhter GGT zur Verlaufsbeurteilung der Cholestase zu bewerten. Extrem hohe AP-Werte finden sich vor allem bei gestörtem Knochenstoffwechsel (z. B. M. Paget, Osteosarkome). Dort werden vereinzelt AP-Werte bis über 5.000 U/l bemerkt. Auch bei Hyperparathyreoidismus und während der Schwangerschaft kann die AP erhöht sein.

Eine wichtige Aufgabe der Hepatozyten ist die Konjugation bzw. Glucuronierung und Exkretion des **Bilirubins**. Beim Gesunden beträgt das Bilirubin bis maximal 19 µmol/l (bis 1,1 mg/dl), der Anteil des direkten Bilirubins beträgt maximal 0,3 mg/dl. Das indirekte Bilirubin wird aus der Differenz Gesamtbilirubin - direktes Bilirubin berechnet. Indirektes, also unkonjugiertes Bilirubin fällt beim Hämoglobinabbau sowie beim Abbau anderer Porphyrinderivate an und wird im Serum in Albuminbindung transportiert und in der Leber mit Glucuronsäure konjugiert. Bei einem vermehrten Anfall von unkonjugiertem Bilirubin kann die gesunde Leber die Konjugationsfähigkeit um ein Vierfaches steigern. Im Falle einer ausgeprägten Hämolyse, bei großen Hämatomen oder ineffektiver Hämopoese reicht die Reservekapazität der Leber mitunter nicht aus. Es kommt zu einer Bilirubinämie, auch bezeichnet als prähepatischer Ikterus. Hier ist das Augenmerk zusätzlich auf **Hämolyseparameter (Retikulozyten, LDH, Haptoglobin, Hämopexin, freies Bilirubin)** zu lenken.

Eine verminderte Konjugationsfähigkeit des Bilirubins ohne Hinweis auf eine Hämolyse, z. B. durch Enzymdefekte, führt ebenso zu einer Erhöhung des Bilirubins. In diesem Fall wird von einem intrahepatischen Ikterus gesprochen. Dieser kann wie die erhöhten Transaminasen Hinweis auf einen parenchymatösen Leberschaden sein oder durch angeborene Defekte in Enzymen der Glucuronierung und des Bilirubintransports (M. Meulengracht, Dubin-Johnson-Syndrom, Rotor-Syndrom) bedingt sein. Beim M. Meulengracht ist ebenso wie beim prähepatischen Ikterus das indirekte Bilirubin erhöht, bei Störungen der Exkretion und parenchymatösen Störungen vor allem aber auch das direkte Bilirubin.

Ein erhöhtes direktes Bilirubin findet sich auch beim so genannten posthepatischen Ikterus. Dieser ist Ausdruck einer Störung des Galleabflusses. Die extrahepatische Cholestase kann z. B. bedingt sein durch eine Cholezystitis, Cholangitis, Choledocholithiasis sowie chronische cholestatische Erkrankungen wie z. B. PSC und cholangiozelluläre Karzinome (CCC).

Auch Medikamente wie z. B. Allopurinol, Anabolika, Azathioprin, Methotrexat, Salicylate, Vitamin K, Steroide, Tuberkulostatika und Theophyllin können zu erhöhten Bilirubinwerten führen. Barbiturate oder Koffein hingegen führen zu einer Senkung des Bilirubinspiegels. Bei Hinweisen auf eine cholestatische Lebererkrankung sollte immer auch eine Bildgebung zum Ausschluss bzw. zur Beurteilung einer Galleabflussstörung erfolgen (Sonographie, Schnittbildgebung, ggf. ERCP).

2.4 Parameter der Lebersyntheseleistung

Die **Cholinesterase** ist der sensitivste Parameter für die Bestimmung der Synthesefähigkeit der Leber. Beim Gesunden liegen die Referenzwerte bei 3,5 bis 8,5 kU/l. Verminderte Werte finden sich vor allem bei chronischen Lebererkrankungen bzw. Leberzirrhose. Jedoch können auch Medikamente (z. B. Atropin, Koffein, Kodein, Östrogene, Morphin, Theophyllin, Kortikosteroide und

Vitamin K) zu einer Erniedrigung führen. Gleichzeitig können metabolische Veränderungen wie z. B. Hyperlipidämien oder Diabetes und eine Malnutrition mit Hypoalbuminämie zu einer Erniedrigung bzw. zu einer Alteration der ChE-Werte führen.

Albumin (normal: 66 – 83 g/l) ist ein Serumprotein, welches in der Leber synthetisiert wird. Bei chronischen Lebererkrankungen liegt häufig eine Hypalbuminämie vor. Bei ansonsten normwertiger Lebersyntheseleistung und Hypalbuminämie ist differenzialdiagnostisch an ein Malabsorptionssyndrom oder eine Mangelernährung zu denken.

Albumin ist ein wichtiger Faktor in der Aufrechterhaltung des kolloidosmotischen Drucks. Bei Mangel entstehen vermehrt periphere Ödeme, bei portaler Hypertonie ist zudem die Aszitesbildung gefördert. Eine entsprechende kostenintensive Substitution bei Leberzirrhotikern zur Erhöhung des intravasal zirkulierenden Volumens und Verbesserung der Nierendurchblutung zur Prävention und Therapie des hepatorenalen Syndroms ist mitunter sinnvoll. **Albumin ist auch ein wichtiges Transportprotein (Kalzium, Zink, Harnsäure, Medikamente, etc.).** Eine Hypalbuminämie kann somit auch zu Alteration des Salzhaushaltes und Veränderungen von Medikamentenwirkspiegeln führen. Daher hat eine Albuminsubstitution bei Leberzirrhose nicht nur eine Funktion als Plasmaexpander, sondern auch, im Gegensatz zu den reinen Plasmaexpandern (HAES), eine medikamentös-therapeutische Wirkung bei der Parazentese.

Die Synthese der Vitamin-K-abhängigen Gerinnungsfaktoren ist ebenso eine wichtige Aufgabe der Leberzellen. Diese kann durch Bestimmung des **Quickwertes**

Tab. 3

Lebersynthesewerte und Entgiftung

Albumin
- Normbereich: 66–83 g/l
- Transportprotein
- Indikator der Lebersyntheseleistung
- HWZ: 19 Tage

Prothrombinzeit (Quickwert), INR-Wert (Normwert 1,0)
- Normbereich: 70–100 %
- Bei stark erniedrigten Werten schlechte Prognose
- Geringe Spezifität, geringe Sensitivität
- CAVE: Vitamin-K-Abhängigkeit

Cholinesterase
- HWZ: 12–14 Tage
- Relevanter Prognosefaktor bei fulminantem Leberversagen, Leberzirrhose und nach LTx
- CAVE: Bei FFP-Infusionen wird auch CHE mitinfundiert, u. U. falsch hohe Werte

Ammoniak
- Normbereich: 11–60 µmol/l
- Bei schwerer Leberfunktionsstörung und Beeinträchtigung des Harnstoffzyklus Erhöhung im Serum
- Parameter der Detoxifikationsleistung
- CAVE: Spiegel korreliert nur gering mit der hepatischen Enzephalopathie

(bzw. INR) gemessen werden. Erniedrigte Quickwerte finden sich bei der Leberzirrhose, beim akuten Leberversagen, aber eben auch unter Therapie mit Cumarinderivaten (Anamnese) und Vitamin-K-Mangel. Andere von der Leber synthetisierte gerinnungsaktive Proteine sind das Fibrinogen, Protein C und S sowie Antithrombin III.

Ein Parameter der Detoxifikationsleistung der Leber ist der **Ammoniakspiegel** im Plasma. Ammoniak entsteht im Rahmen des Proteinmetabolismus und wird bei Gesunden über den Harnstoffzyklus eliminiert. Beim Leberversagen kommt es zu einem Anstieg des Ammoniakgehaltes mit der Folge multipler Stoffwechselveränderungen im Gehirn sowie Veränderungen der Permeabilität der Blut-Hirn-Schranke. Hieraus resultiert die Ausbildung der hepatischen Enzephalopathie. Der Ammoniakgehalt (normal: 41–82 µg/dl) korreliert jedoch nicht immer direkt mit dem Ausmaß der Enzephalopathie. Klinische und neurophysiologische Tests (Zahlenverbindungstest, Flimmerfrequenzanalyse) geben eine genauere Aussage über den Grad der Enzephalopathie. Grund hierfür ist zum einen, dass **Ammoniak innerhalb einer Stunde nach Blutentnahme bestimmt werden sollte, außerdem ist auf eine direkte Kühlung der Probe zu achten, ansonsten entstehen falsch hohe Werte.** Andere Faktoren scheinen ebenso an einer Enzephalopathie beteiligt zu sein, z. B. endogene Benzodiazepinderivate. Eine Korrelation zum Ammoniakspiegel gibt es nur bei höhergradigen Enzephalopathien bzw. im Koma. Klinisch sollte bei neu auftretender Enzephalopathie eine gastrointestinale Blutung als möglicher auslösender Faktor ausgeschlossen werden.

2.5 Akutes Leberversagen (ALV) und ätiologiespezifische Leber-Laborwerte

Das **akute Leberversagen** wird definiert als plötzlich eintretende Leberfunktionsstörung mit erhöhten Transaminasen, Bilirubin, Koagulopathie (niedriger Quickwert bzw. erhöhter INR-Wert) und Bewusstseinsveränderungen im Sinne einer hepatischen Enzephalopathie ohne vorbestehende chronische Lebererkrankung. Eine klinische Einteilung und Prognosestellung sind häufig schwierig.

Die häufigste Ursache des akuten Leberversagens in den USA, aber auch in Europa, ist nach neueren Daten die Paracetamol (Acetaminophen)-Intoxikation. Bereits ab einer

Tab. 4

Ätiologiespezifische Leber-Laborwerte

	Sepsisinduzierte Cholestase	Ischämische Hepatitis	HBV-Hepatitis	Paracetamol-intoxikation	SSC
Bilirubin	+++	+	++	+	+++
AP, γGT	++/+	+/N	+/+	+/+	++/++
GOT/GPT	(+)/N	++/+	++/+++	++/+	+/+
LDH	(+)/N	+++	++	++	(+)/N
GLDH	+	+++	++	++	+
Quick	N/(-)	---	---	-	N
Beginn	verzögert/2–7 T	perakut (24 h)	verzögert	24–48 h	protrahiert
Zelltod, Apoptose/Nekrose	+/+	-/+++	++/++	+/++	++/+

Dosis von über vier Gramm kann es zu einem Leberversagen kommen. Eine entsprechende (Fremd-) Anamnese und Bestimmung des Wirkspiegels ist in diesem Fall schnellstmöglich zu erheben. Eine Therapie mittels Acetylcystein (ACC) intravenös sollte unverzüglich erfolgen.

Eine weitere Ursache des akuten Leberversagens ist die akute Virushepatitis. Eine entsprechende Virusserologie sollte bei jedem Fall des akuten Leberversagens erfolgen. Ebenso ist eine Abklärung von vorbestehenden Lebererkrankungen sinnvoll. Daher sollte neben der Virusserologie und der ausführlichen Anamnese und körperlichen Untersuchung immer auch ein Toxinscreening, Autoantikörper (AMA, ANA, SLA, LKM), Schwangerschaftstest, Coeruloplasmin und Kupfergehalt im Urin sowie Eisen, Transferrinsättigung und Ferritin bestimmt werden. Die Ursachenforschung ist essenziell für die Prognose des Patienten. Zudem empfiehlt sich die rasche Bildgebung zur Beurteilung der Lebermorphologie und Ausschluss einer vaskulären Genese (Thrombosen der Lebervenen, Budd-Chiari-Syndrom).

Eine laborchemische Differenzierung einzelner Ätiologien kann durch die Kombination von herkömmlichen laborchemischen und neueren molekularen Zelltodmarkern gelingen (Tab. 4). So gehen **akute Rechtsherzinsuffizienz und Paracetamolintoxikation mit einem massiven nekrotischen Zelltod einher. Laborchemisch imponiert hier eine deutliche Dominanz des GOT-Wertes gegenüber dem GPT-Wert.** Gleichzeitig ist der mitochondriale Parameter (GLDH) massiv erhöht. Bei virusinduzierten ALV zeigt sich eine signifikante Erhöhung des GPT-Wertes gegenüber dem GOT-Wert, und der GLDH-Wert ist bei Weitem nicht so massiv erhöht wie z. B. bei einer akuten Herzinsuffizienz.

Tab. 5

Zusätzliche Marker zur Abklärung der Leberbeteiligung

Grunderkrankung	Diagnostische Marker
HBV	Anti-HBc-Ag, Anti-HBs-Ag HBV-DNA qualitativ HBV-DNA quantitativ HBS-Ag
HAV	Anti HAV-IgM, Anti HAV-IgG
HCV	HCV-RNA, Anti-HCV IgM Anti-HCV-IgG
HEV	Anti HEV-IgM, Anti HEV-IgG, HEV-RNA
M. Wilson	Coeruloplasmin Serumkupfer ges., Serumkupfer frei Urinkupfer, Kupfergehalt Leber
Alpha-1-Antitrypsin-Mangel	Alpha-1-Antitrypsin
Paracetamolintox.	Paracetamolspiegel
Autoimmunhepatitis	ANA, ANCA (-c / -p / - x) AMA (+ M2-Subtyp), ASMA Cardiolipin, Ig-A, Ig-M, Ig-G Ferritin
EBV	Anti-VCA-IgM, Anti-VCA-IgG Anti-EBNA1-IgG
CMV	CMV-DNA qualitativ CMV-DNA quantitativ pp65-Antigen Anti-CMV-IgM, Anti-CMV-IgG
HIV	HIV-RNA qualitativ HIV-RNA quantitativ
HSV	HSV-IgM
VZV	VZV-IgM, VZV-IgG

HBV = Hepatitis-B-Virus; HAV = Hepatitis-A-Virus; HCV = Hepatitis-C-Virus; HEV = Hepatitis-E-Virus; EBV = Epstein-Barr-Virus; CMV = Zytomegalie-Virus; HIV = Humanes Immundefizienz-Virus; HSV = Herpes-simplex-Virus; VZV = Varizella-zoster-Virus

3 Gerinnungsstörungen bei Lebererkrankungen

Die Leber spielt eine Schlüsselrolle in der Aufrechterhaltung einer normalen Hämostase. Zusätzlich zur Synthese der meisten Gerinnungsfaktoren und -inhibitoren werden in der Leber auch aktivierte Gerinnungsproteine abgebaut. Bei den meisten Patienten mit akutem oder chronischem Leberversagen finden sich, teils ausgeprägte, Veränderungen in allen Teilen der Hämostase. Sie betreffen sowohl die Thrombozyten (Thrombozytenzahl und -funktion) als auch die Gerinnungsfaktoren, -inhibitoren und die Komponenten des fibrinolytischen Systems. Es bestehen somit sowohl pro- als auch antikoagulatorische Veränderungen. Die Auswirkungen auf das Gerinnungssystem sind daher sehr komplex und die globalen klinischen Folgen dieser hämostaseologischen Dysbalance oft unklar. **So treten bei Patienten mit Lebererkrankungen nicht nur Blutungskomplikationen, sondern auch thromboembolische Komplikationen auf.** Die klinisch bedeutsamsten Blutungsepisoden, wie z. B. Ösophagusvarizenblutungen, sind aber Folge von vaskulären Veränderungen und portaler Hypertonie und nicht primär Folge des gestörten Gerinnungssystems. Allerdings kann eine Gerinnungsstörung eine eingetretene Blutungsproblematik verstärken.

Thrombozytopenie und Thrombozytenfunktionsstörung

Eine milde bis moderate Thrombozytopenie ist bei Lebererkrankungen häufig. Ungefähr ein Drittel der Patienten mit einer chronischen Lebererkrankung entwickelt eine Thrombozytopenie. Diese verschlechtert sich oft parallel zur Krankheitsprogression. Ursache einer

Tab. 5

Komplexe Veränderungen des Hämostasesystems

- Verminderte Synthese von Gerinnungsfaktoren
- Erhöhte Spiegel für Von-Willebrand-Faktor und Faktor VIII
- Verminderte Synthese von Inhibitoren der plasmatischen Gerinnung
- Verminderte Clearance von (aktivierten) Gerinnungsfaktoren und -inhibitoren
- Störungen der Fibrinolyse (Hypo- und Hyperfibrinolyse)
- Thrombozytopenie und Thrombozytopathie
- Dysfibrinogenämie
- Disseminierte intravasale Gerinnung (DIC)?

Thrombozytopenie ist insbesondere die portale Hypertonie mit daraus resultierender Splenomegalie. Dies führt zu einem verstärkten „Pooling" und einem verstärkten Abbau der Thrombozyten in der vergrößerten Milz.

Bei einer verminderten Lebersyntheseleistung kann es zu einer verminderten Produktion von Thrombopoetin und dadurch zu einer Thrombozytenbildungsstörung kommen. Zudem kann, insbesondere bei einer Hepatitis-C-Virusinfektion, eine sekundäre Immunthrombozytopenie auftreten.

Bei alkoholassoziierten Lebererkrankungen können zusätzlich direkt toxische Effekte des Alkohols auf die Megakaryopoese und/oder ein Folsäuremangel bestehen.

Neben der Verminderung der Thrombozytenzahl wurde auch wiederholt eine erworbene Thrombozytenfunktionsstörung bei Patienten mit Lebererkrankungen beschrieben. Die diskutierten Mechanismen sind vielfältig (u. a. „Storage-pool-disease", gestörte Signaltransduktion, verminderte thrombozytäre Oberflächenrezeptoren). Die klinische Bedeutung dieser In-vitro-Befunde ist letztendlich nicht abschließend geklärt. Möglicherweise wird die gestörte Thrombozytenfunktion in vivo durch die oft deutliche Erhöhung des Von-Willebrand-Faktors ausgeglichen (s. u.).

Gerinnungsfaktoren

In der Leber werden fast alle Gerinnungsfaktoren synthetisiert. Ausnahme stellen der Von-Willebrand-Faktor und zum Teil der Faktor VIII dar. Daher sind diese beiden Faktoren bei Lebererkrankungen meist normal, oft sogar im Rahmen einer bestehenden Akut-Phase-Reaktion erhöht, teils sogar sehr ausgeprägt. Eine Verminderung der übrigen Gerinnungsfaktoren spiegelt das Ausmaß der Leberzellschädigung wider. Das Ausmaß der Verminderung korreliert dagegen schlecht mit einer klinischen Blutungsneigung. Bei akutem Leberversagen

Tab. 6

Halbwertszeiten der einzelnen Gerinnungsfaktoren	
Faktor	**Halbwertszeit in Stunden** (außer anders angegeben)
Fibrinogen	96 – 120
Faktor II	48 – 60
Faktor V	12 – 15
Faktor VII	4 – 6
Faktor VIII	8 – 16
Faktor IX	18 – 24
Faktor X	24 – 48
Faktor XI	48 – 60
Faktor XIII	7 Tage (!)
Antithrombin	43 – 135

fallen als erstes die Gerinnungsfaktoren mit der kürzesten Halbwertszeit ab, insbesondere Faktor VII (4–6 Stunden) und Faktor V (12–15 Stunden). Diese beide werden auch als Prognoseparameter bei akutem Leberversagen verwendet.

Bei verschiedenen Erkrankungen (z. B. DIC, Hyperfibrinolyse, große Wundflächen, hoher Blutverlust, etc.) kann es allerdings aufgrund eines Verbrauchs oder Verlusts zu einer deutlich verkürzten Halbwertszeit kommen.

Die Fibrinogenspiegel liegen bei Patienten mit stabiler Leberzirrhose oft im Normbereich, bei zunehmender Dekompensation fallen sie dann als Folge der eingeschränkten Lebersyntheseleistung ab. Bei akutem Leberversagen sind die Fibrinogenspiegel dagegen zunächst meist normal. Bei Auftreten einer Hypofibrinogenämie liegt entweder eine deutlich eingeschränkte Lebersyntheseleistung oder ein vermehrter Verbrauch, z. B. im Rahmen einer disseminierten intravasalen Gerinnung (DIC), vor. Erhöhte Fibrinogenwerte werden gehäuft bei Patienten mit chronischer Hepatitis, cholestatischen Lebererkrankungen oder hepatozellulären Karzinomen gefunden.

Sowohl bei akuten als auch bei chronischen Lebererkrankungen kann es nicht selten zu einer Fehlbildung des Fibrinogens (Dysfibrinogen) kommen. Dies ist zum Beispiel an einer verlängerten Thrombinzeit erkennbar. Der immunologisch gemessene Fibrinogenwert liegt dann deutlich höher als der koagulometrisch gemessene. Die klinische Bedeutung dieses Dysfibrinogens ist unklar, am ehesten geht hiermit aber keine gesteigerte Blutungsneigung einher.

Vitamin K wird zur Synthese von verschiedenen Gerinnungsfaktoren-und -inhibitoren benötigt (Faktor II, Faktor VII, Faktor IX, Faktor X, Protein C, Protein S). Ein Vitamin-K-Mangel kann eine Gerinnungsstörung bei Patienten mit Lebererkrankungen verstärken. Dieser kann als Folge einer verminderten Nahrungsaufnahme, einer Veränderung der Darmflora durch antibiotische Therapie oder einer verminderten Resorption bei Cholestase auftreten. Eine (geringe) Verbesserung der Gerinnungsparameter durch eine Substitution von Vitamin K ist daher möglich und sollte versucht werden.

Fibrinolyse

Alle Proteine des fibrinolytischen Systems mit Ausnahme von Tissue-type plasminogen activator (t-PA) und Plasminogen-Aktivator-Inhibitor (PAI) werden in der Leber gebildet. Bei eingeschränkter Leberfunktion kommt es zu verminderten Plasmaspiegeln von Plasminogen, α2-Antiplasmin und Faktor XIII. Dagegen ist t-PA meist erhöht. Folge dieser Veränderung kann bei chronischen Lebererkrankungen eine gesteigerte Fibrinolyse (Hyperfibrinolyse) sein. Dagegen kommt es bei einem akuten Leberversagen durch eine Erhöhung von PAI als Akute-Phase-Protein zu einer Verschiebung des Fibrinolysesystems zu einer verminderten Fibrinolyse (Hypofibrinolyse).

Die Anlage von Shunts (z. B portokavale Shunts wie TIPS) **bei refraktärem Aszites kann zu einer Verschlechterung einer Hyperfibrinolyse und/oder DIC führen.** Dies bedeutet, dass nach einer Shunt-Anlage eine engmaschige Kontrolle der Gerinnungsparameter erfolgen muss.

Gerinnungsinhibitoren

Durch eine eingeschränkte Syntheseleistung der Leber kommt es zu einem Abfall von Antithrombin, Protein C und Protein S. Meist ist diese Erniedrigung in gleichem Ausmaß (in Prozent der Norm) angegeben wie die Gerinnungsfaktoren. Der **Antithrombin-Mangel kann bei fortgeschrittenem Leberzellschaden durch einen zusätzlichen Verlust in Aszites beziehungsweise durch einen erhöhten Umsatz (DIC) verstärkt werden.**

Disseminierte intravasale Gerinnung (DIC)

Eine disseminierte intravasale Gerinnung (DIC) ist durch eine intravasale Fibrinablagerung als Folge einer disseminierten Gerinnungsaktivierung gekennzeichnet. Sekun-

Tab. 7

Klinische Auswirkung der hämostaseologischen Veränderungen bei Lebererkrankungen (Auswahl)	
Blutungsneigung	**Thromboseneigung**
▪ Thrombozytopenie	
▪ Thrombozytopathie	▪ Erhöhung des Von-Willebrand-Faktors
▪ Erniedrigte Gerinnungsfaktoren (Faktor II, V, VII, IX, X, XI, XIII)	▪ Erhöhung von Faktor VIII
	▪ Erniedrigung von Antithrombin, Protein C, Protein S
▪ Hypofibrinogenämie	
▪ Dysfibrinogenämie? (Bedeutung unklar)	
▪ Erniedrigung von α2-Antiplasmin, t-PA	▪ Erniedrigung von Plasminogen

där kommt es dann zum Verbrauch von Gerinnungsfaktoren, -inhibitoren und Thrombozyten (Verbrauchskoagulopathie). Die Diagnose einer DIC bei chronischen Lebererkrankungen ist dadurch erschwert, dass viele der Laborveränderungen bei beiden klinischen Zuständen vorkommen und dadurch eine differenzialdiagnostische Abgrenzung oft kaum möglich ist. Das gehäufte Vorkommen einer DIC bei Leberzirrhose wird zunehmend in Frage gestellt, da zwar Laborveränderungen vereinbar mit einer DIC gefunden werden, Autopsiestudien aber kaum Nachweis von Fibrinablagerungen gezeigt haben und eine klinisch manifeste DIC sehr selten ist.

Labordiagnostik

Im klinischen Alltag stehen die Globalparameter Prothrombinzeit (Quickwert), aktivierte partielle Thromboplastinzeit (aPTT), Fibrinogen und Thrombozytenzahl zur Verfügung. Keiner dieser Tests alleine ist für die Vorhersage des Blutungsrisikos geeignet. **Meist ist der Quickwert der erste Parameter, der bei einer Leberfunktionsstörung pathologisch wird.**

Bei Patienten mit Leberfunktionsstörung sollte, wenn möglich, die Prothrombinzeit in Prozent (= Quickwert) verwendet werden, da der Quickwert eine deutlich bessere Vergleichbarkeit zwischen verschiedenen Reagenzien aufweist. Die INR wurde zur Vergleichbarkeit von Patienten unter oraler Antikoagulation mit Vitamin-K-Antagonisten (zum Beispiel Marcumar) entwickelt und validiert und führt hier zu einer sehr guten Vergleichbarkeit zwischen unterschiedlichen Reagenzien. Bei Patienten mit Leberfunktionsstörungen kommt es dagegen zu deutlich abweichenden Ergebnissen der INR zwischen verschiedenen Reagenzien. Dies ist insbesondere problematisch, da die INR mittlerweile in verschiedene Scores eingeht, z. B. MELD-Score, welche sowohl zur Vergleichbarkeit von Studien als auch zur Dringlichkeitslistung einer Transplantation verwendet werden.

Bei deutlicher Hypofibrinogenämie (Fibrinogen < 80 mg/dl) werden auch die Globaltests aPTT und Quick und auch Faktor XIII in den meisten Testsystemen zunehmend stark beeinflusst, daher sind diese Werte bei so niedrigen Fibrinogenspiegeln nicht aussagekräftig.

Ein in der Routinediagnostik durchführbarer Thrombozytenfunktionstest zur Abschätzung einer möglichen Thrombozytopathie bei Leberfunktionsstörungen steht nicht zur Verfügung. Die einfach und schnell durchführbaren Tests wie z. B. PFA-100® oder Multiplate® sind bei dieser Indikation entweder mit methodischen Limitationen versehen (z. B. Thrombozytopenie beim PFA-100®) oder nicht für diese Indikationen entwickelt und validiert.

Die Rotationsthrombelastometrie (z. B. ROTEM®) steht in vielen Kliniken als Point-of-care-Diagnostik im Operationssaal, auf Intensivstationen oder auch im Zentrallabor zur Verfügung. **Theoretischer Vorteil dieser Methode ist die Testung von Vollblut, so dass die verschiedenen Komponenten des Gerinnungssystems (Thrombozyten, plasmatische Gerinnung, Fibrinolyse) in ihrem Zusammenspiel erfasst und dargestellt werden können.** Während es für den perioperativen Einsatz, insbesondere auch bei Lebertransplantationen, inzwischen sehr gute Erfahrungswerte gibt, sind die Daten im konservativen Einsatzbereich bislang spärlich, insbesondere bezüglich der Abschätzung des Blutungsrisikos spontan oder vor invasiven Eingriffen.

3.1 Klinik

Blutungsneigung

Häufige klinische Blutungsmanifesten sind Ekchymosen und Schleimhautblutungen (Nasenbluten, Zahnfleischbluten, gastrointestinale Blutungen). **Invasive Maßnahmen wie z. B. Leberbiopsien, Shunt-Anlagen (z. B. TIPPS) oder andere Operationen können bei vorher stabilen Patienten zu Blutungen führen.**

Die klinisch bedeutsamsten Blutungsepisoden, z. B. Ösophagusvarizenblutungen, sind aber Folge von vaskulären Veränderungen und portaler Hypertonie und nicht primäre Folge des gestörten Gerinnungssystems. Es gibt keine Gerinnungsparameter, welche das Blutungsrisiko verlässlich vorhersagen können. Begleiterkrankungen, insbesondere auch **eine begleitenden Niereninsuffizienz, können das Blutungsrisiko weiter steigern.**

Thromboseneigung

Thrombotische Komplikationen können bei Patienten mit Leberzirrhose gehäuft auftreten. **Aufgrund der komplexen Veränderungen können die Patienten trotz Quickwert-Erniedrigung und aPTT-Verlängerung nicht als „antikoaguliert" angesehen werden.** Unter Berücksichtigung der Ausprägung der Laborveränderungen und insbesondere der Klinik sollten daher auch bei Patienten mit Lebererkrankungen Maßnahmen zur Thromboseprophylaxe ergriffen werden.

Wird das Blutungsrisiko als hoch eingeschätzt oder bestehen Blutungszeichen, sollten zumindest mechanische Maßnahmen wie Thromboseprophylaxestrümpfe zur Anwendung kommen.

3.2 Therapie

Allgemeine Grundsätze

Da anhand der Veränderungen der Gerinnungsparameter das klinische Blutungsrisiko bei Patienten mit Leberfunktionsstörungen nicht gut abgeschätzt werden kann, sollte die Therapie der Koagulopathie immer darauf abzielen, klinisch relevante Probleme zu behandeln und nicht abnorme Laborwerte zu normalisieren (keine „Laborkosmetik"!). **Eine Substitutionstherapie mit Plasmaderivaten oder Thrombozyten ist meist nur bei erwiesenem Faktorenmangel und bestehender relevanter Blutung bzw. vor einem geplanten Eingriff indiziert.** Ausnahmen stellen sehr ausgeprägte Veränderungen der plasmatischen Gerinnung und/oder der Thrombozytenzahl dar, hier ist ggf. eine frühzeitigere Substitution auch ohne klinisch relevante Blutungszeichen indiziert. Bei Patienten mit einer Leberfunktionsstörung ist es weiterhin üblich, vor invasiven Prozeduren die eingeschränkte Gerinnungssituation zu verbessern, auch wenn es keine validierten Daten gibt, welche einen Nutzen dieses Vorgehens belegen. Dagegen gibt es einige Untersuchungen, die zeigen, dass das Risiko für relevante Blutungskomplikationen auch bei Vorliegen von veränderten Gerinnungsparametern im Rahmen der Lebererkrankung nicht relevant erhöht ist. Es gibt allerdings nur sehr wenige Daten zu Interventionen bei ausgeprägten und kombinierten Gerinnungsstörungen. Die meisten Empfehlungen beziehen sich daher nur auf isolierte Veränderungen und nicht auf kombinierte Störungen. Dies macht Empfehlungen in diesen Situationen problematisch. Auch die aktuellen Querschnitts-Leitlinien der Bundesärztekammer („Querschnitts-Leitlinien zur Therapie mit Blutkomponenten und Plasmaderivaten", 4. überarbeitete Auflage) sind produktspezifisch aufgebaut und bilden daher nur sehr bedingt die komplexen Gerinnungsstörungen von Patienten mit Lebererkrankungen ab. Empfehlungen verschiedener nationaler und internationaler Fachgesellschaften widersprechen sich zudem teilweise.

Aus den oben aufgeführten Punkten ergibt sich, dass die hier dargestellten Empfehlungen exemplarisch sind. Sie stellen keine starren Handlungsanweisungen dar, sondern müssen individuell an die Situation des jeweiligen Patienten angepasst werden. Zu berücksichtigen sind hierbei insbesondere die (Gerinnungs-)Anamnese, die aktuelle Klinik, Begleiterkrankungen und -medikation, Laborveränderungen und möglicherweise geplante invasive Maßnahmen. Die Notwendigkeit zur Substitution vor invasiven Eingriffen oder bei Blutungen ist abhängig vom Ausmaß der Gerinnungsstörung und Art und Lokalisation des Eingriffes bzw. Stärke und Lokalisation der Blutung.

Da es auch bei Einschränkung der plasmatischen Gerinnung bei Patienten mit Leberinsuffizienz zu thromboembolischen Komplikationen kommen kann, muss bei erhöhtem Thromboembolierisiko und insbesondere bei frischen thromboembolischen Ereignissen die Indikation zur Substitution von Gerinnungsfaktoren ggf. strenger gestellt werden.

Behandlungsoptionen

Bei der Substitutionstherapie sind neben Körpergewicht des Patienten auch die klinischen Situationen zu berücksichtigen. So kommt es bei Zuständen mit erhöhtem Verbrauch oder Verlust oft zu einem geringeren Anstieg und einer verkürzten Halbwertszeit (z. B. bei DIC, Blutungen, Aszites, etc.). Nach einer Substitutionstherapie sind daher klinische und laborchemische Kontrollen sinnvoll. Hierbei ist auch die Halbwertszeit der einzelnen Faktoren zu berücksichtigen (s. o.).

Vitamin K

Durch einen Mangel an Vitamin K (mangelnde Zufuhr, Malabsorption) wird eine bestehende Koagulopathie möglicherweise verschlechtert. Deshalb sollte der Versuch einer Verbesserung der Koagulopathie durch eine Substitution mit Vitamin K (10–20 mg/d) erfolgen, bei Verdacht auf eine Resorptionsstörung parenteral.

Gerinnungsaktives Plasma – z. B. Fresh frozen plasma (FFP)

In Deutschland stehen verschiedene Plasma-Präparate zur Verfügung: Fresh frozen plasma (FFP), Solvent-Detergent-behandeltes Plasma (SDP), Methylenblau-Licht-behandeltes Plasma (MLP) und das lyophilisiertes Humanplasma (LHP). Aus Übersichtsgründen werden im folgenden „Plasma" oder „FFP" als Überbegriffe für diese Präparate verwendet. Bei Notwendigkeit zur Substitution stellt die Gabe von FFP aufgrund der komplexen Gerinnungsstörung theoretisch die Therapie der Wahl dar. Limitierend für den Einsatz von FFP ist allerdings oft das benötigte große Volumen. Zudem muss das Zeitintervall zwischen Anforderung und Transfusion berücksichtigt werden (Anforderung, Transport, Auftauen, Transfusion). **Eine rasche und klinisch effektive Normalisierung der plasmatischen Gerinnung kann durch die Substitution von FFP meist nicht erreicht werden, da hierfür oft große Volumengaben notwendig sind (meist mehr als 1.500–2.000 ml).** Neben der Gefahr einer Volumenüberlastung ist als weitere, wenn auch seltene, Nebenwirkung die transfusionsassoziierte akute Lungeninsuffizienz (TRALI) zu erwähnen.

Es sollte keine Gabe zum alleinigen Volumenersatz erfolgen. Die Gabe von zwei bis drei FFP ist meist nicht indiziert. Hierdurch ist kein ausreichender Anstieg an Gerinnungsfaktoren zur erzielen. Hier muss entweder die Indikation überprüft oder die Dosis angepasst werden! **Eine prophylaktische Gabe bei Patienten mit akutem Leberversagen zur Verbesserung der Prognose ist nicht indiziert.**
In den aktuellen Leitlinien der Bundesärztekammer wird eine prophylaktische Gabe bei Patienten mit Hepathopathie und Koagulopathie vor kleineren Eingriffen nicht empfohlen. Die Grenzwerte, bis zu denen diese Empfehlungen gelten, sind allerdings widersprüchlich oder nicht definiert!

Wichtig: FFP muss AB0-gleich transfundiert werden. In Ausnahmefällen kann Plasma AB0-kompatibel transfundiert werden (siehe Tab. 8).

Dosierung (s. a. tabellarische Dosierungsempfehlung):
1 ml FFP/kg KG → Anstieg um 1 % der Einzelfaktoren bzw. des Quickwertes
ca. 30 ml FFP/kg KG → Fibrinogenanstieg um 100 mg/dl

PPSB
PPSB beinhaltet die Faktoren II, VII, IX, X, Protein C und S und oft auch geringe Mengen Heparin. Faktor V ist nicht enthalten, daher ist bei deutlichem Faktor-V-Mangel der Quickwert-Anstieg oft niedriger als rechnerisch erwartet.

Tab. 8

Verträglichkeitsschema nach AB0-Blutgruppen für die Therapie mit FFP	
Blutgruppe Patient	**Kompatible Plasmen**
A	A oder AB
B	B oder AB
0	0, A, B, AB
AB	AB

PPSB ist indiziert, wenn die Gabe von FFP nicht ausreicht oder nicht möglich ist, bzw. wenn der Prothrombinkomplex-Mangel den der anderen Faktoren überwiegt.

Dosierung (s. a. tabellarische Dosierungsempfehlung): **1 IE PPSB/kg KG → 1 % Anstieg der Einzelfaktoren bzw. des Quickwertes** (Bei Patienten mit Lebersynthesestörung teils nur geringerer Anstieg!)

DDAVP (z. B. Minirin®)
DDAVP führt zur Freisetzung von Von-Willebrand-Faktor und von Faktor VIII und kann zu einer Verbesserung der Thrombozytenfunktion führen. Da beide Faktoren bei Patienten mit Leberfunktionsstörung oft bereits deutlich erhöht sind, ist die Wirksamkeit von DDAVP hier nur von sehr fraglichem Nutzen.

Thrombozyten
Die Gabe von Thrombozytenkonzentraten ist prophylaktisch indiziert, wenn die Thrombozyten < 10/nl sind. Bei Risikofaktoren (Infektion, Temperatur > 38 °C, begleitende ausgeprägte plasmatische Gerinnungsstörung, Blutungszeichen, etc.) sollte eine Substitution schon bei Thrombozyten < 20/nl erfolgen. Bei starken Blutungen ist eine frühzeitigere Substitution sinnvoll.

Fibrinogen

Bei Fibrinogenspiegeln von < 70 mg/dl sollte eine Substitution auch ohne Blutungszeichen erfolgen. Bei zusätzlicher Thrombozytopenie < 50/nl oder einer Quick-wert-Erniedrigung < 50 % frühzeitigere Substitution (ab Fibrinogen < 100 mg/dl). **Bei Blutungen oder geplanten Eingriffen sollte eine Fibrinogenkonzentration von ≥ 100 mg/dl angestrebt werden.** Bei komplexer plasmatischer Gerinnungsstörung sollte, wenn möglich, eine Substitution mit FFP erfolgen (Einschränkungen zum FFP-Einsatz: s. o.). Wenn dies nicht ausreichend oder nicht möglich ist: Gabe von Fibrinogenkonzentrat (Haemocomplettan®).

Dosierung (s. a. tabellarische Dosierungsempfehlung): FFP (in ml): Fibrinogenanstieg um 100 mg/dl: ca. 30 ml FFP/kg KG
Haemocomplettan® (in gr): Fibrinogenanstieg um 100 mg/dl: 0,04 x kg KG

Antithrombin

Eine Antithrombinsubstitution bei Lebersynthesestörung wird nicht routinemäßig empfohlen. Indikationen zur Antithrombinsubstitution bei erworbenem Antithrombinmangel im Rahmen von Lebersynthesestörungen sind:
- Manifeste DIC mit Antithrombinmangel und thromboembolischen Komplikationen bzw. ausgeprägter Mikrozirkulationsstörung.
- Manifeste DIC mit schwerem Antithrombinmangel: ggf. Antithrombinsubstitution vor PPSB-Gabe erwägen.

Die Gabe von Antithrombin ist nicht indiziert zur unterstützenden Behandlung bei Sepsis.

Dosierung (s. a. tabellarische Dosierungsempfehlung):
1 IE Antithrombin/kg KG → 1,5 % Anstieg an Antithrombin

Faktor XIII

Ein erworbener Faktor-XIII-Mangel tritt nicht isoliert
auf und ist meist mehr Symptom des Grundleidens als
behandlungsbedürftig! Spiegel von < 20 % sind hierbei
sehr selten. Eine Indikation zur routinemäßigen Bestimmung von Faktor XIII bei Vorliegen einer Lebersynthesestörung besteht nicht. Eine Bestimmung von Faktor
XIII sollte bei unklarer Blutungsproblematik, insbesondere nach Ausschluss/Ausgleich anderer Gerinnungsstörungen, erfolgen.

Im Allgemeinen ist eine Substitution ohne vorherige
Bestimmung der Faktor-XIII-Aktivität nicht indiziert,
ebenso wenig ohne eine Blutungsproblematik. Ein Faktor XIII > 30 % ist meist nicht die alleinige Ursache einer
Blutungsproblematik. Zunächst muss ein Ausgleich bzw.
Ausschluss anderer bestehender Gerinnungsstörungen
erfolgen. Bei Faktor-XIII-Werten von 30 – 49 % ist selten
eine Substitution notwendig – auch nicht vor den meisten operativen Eingriffen. Eine Substitution sollte nur bei
persistierender schwerer Blutung trotz Ausschöpfung
anderer Maßnahmen erfolgen. Gleiches gilt für Werte
von 20 – 29 %. Hier sollte allerdings vor größeren operativen Eingriffen oder Organpunktionen eine Substitution mit Faktor XIII (z. B. Fibrogammin®) erfolgen.

Antifibrinolytika

Bei Nachweis einer stark überwiegenden oder isolierten
Hyperfibrinolyse mit deutlich erniedrigten Fibrinogenspiegeln und/oder Blutungsproblemen kann die Gabe

eines Antifibrinolytikums indiziert sein. Wirksam sind Antifibrinolytika insbesondere bei Schleimhautblutungen oder auch pulmonalen Blutungen.

Die Indikation zum Einsatz von Antifibrinolytika sollte möglichst immer von einem hämostaseologisch erfahrenen Arzt mitbeurteilt werden.

Gegenanzeigen sind u. a. massive Blutungen aus dem oberen Harntrakt, akute thromboembolische Erkrankungen und eine intravasale Gerinnungsaktivierung (z. B. DIC).

Dosierung Tranexamsäure (Cyklokapron®):
10–15 mg/kg KG 3 x tgl. i.v.
oder 15–25 mg/kg KG 3 x tgl. p.o.
Dosisreduktion/verlängerte Dosisintervalle bei Niereninsuffizienz!

3.3 Hämostaseologische Behandlung in bestimmten klinischen Situationen bei Lebersynthesestörungen

Die dargestellten Empfehlungen sind exemplarisch und stellen keine starren Handlungsanweisungen dar. Sie müssen individuell an die Situation des jeweiligen Patienten angepasst werden. Zu berücksichtigen sind hierbei insbesondere die (Gerinnungs-)Anamnese, die aktuelle Klinik, Begleiterkrankungen und -medikation, Laborveränderungen und möglicherweise geplante invasive Maßnahmen.

Bei einer Substitutionstherapie spielt neben dem Körpergewicht des Patienten auch die klinische Situation eine wichtige Rolle. So kommt es bei Zuständen mit erhöhtem Verbrauch oder Verlust oft zu einem geringeren Anstieg und einer verkürzten Halbwertszeit der Faktoren, z. B. bei DIC, Blutungen, Aszites. Nach einer Substitutionstherapie sind daher klinische und laborchemische Kontrollen sinnvoll. Bei isolierter Quickwert-Erniedrigung oder isolierter Thrombozytopenie können ggf. niedrigere Grenzen zur Substitution angelegt werden. Bei ausgeprägter kombinierter Gerinnungsstörung und Thrombozytopenie muss eine Substitution dagegen frühzeitiger erfolgen, v. a. bei deutlicher Hypofibrinogenämie bzw. Hyperfibrinolyse und Thrombozytopenie.

Keine Blutung, keine Intervention geplant

Im Allgemeinen muss keine Substitution von Gerinnungsfaktoren erfolgen. Es gibt keine Daten, dass Patienten in dieser Situation von einer prophylaktischen Substitutionstherapie profitieren. Ausnahmen stellen sehr ausgeprägte Koagulopathien bzw. Thrombozytopenien dar. Hier werden folgende Mindestwerte zur Substitution empfohlen:

- Thrombozyten ≥ 10/nl
  Bei zusätzlichen Risikofaktoren (Infektion, Fieber, Blutungszeichen) oder begleitender plasmatischer Gerinnungsstörung (Quick < 30 % oder Fibrinogen < 100 mg/dl) oder bei akutem Leberversagen: Thrombozyten ≥ 20/nl
- Quick ≥ 10 %
  wenn Thrombozyten < 30/nl oder Fibrinogen < 100 mg/dl: Quick ≥ 20 %
- Fibrinogen ≥ 70 mg/dl
  wenn Thrombozyten < 50/nl oder Quick < 50 %: Fibrinogen ≥ 100 mg/dl.

Bei schweren, kombinierten Störungen insbesondere bei ausgeprägter Hypofibrinogenämie bzw. Hyperfibrinolyse und Thrombozytopenie muss ggf. eine frühzeitigere Substitution erfolgen.

Keine Blutung, keine Intervention geplant, aber Progredienz der Koagulopathie

Bei progredienter Koagulopathie sollten engmaschige Kontrollen erfolgen. Je nach Ausmaß der Störung ist eine Kontrolle der Gerinnungsparameter zwei- bis dreimal pro Tag sinnvoll.

Keine manifeste Blutung, aber Intervention (Parazentese, ZVK-Anlage, arterieller Katheter oder Organpunktion) geplant

Es gibt eine Reihe von Studien, die zeigen, dass das Blutungsrisiko unabhängig von den Gerinnungs- und Thrombozytenwerten ist. **Der wichtigste Einflussfaktor für Blutungskomplikationen bei ZVK-Anlagen oder Parazentesen ist die Erfahrung des durchführenden Arztes.** Daher sollte bei Patienten mit Gerinnungsstörungen immer der erfahrenste Arzt die Intervention durchführen. Bei einer isolierten Erniedrigung des Quickwertes ohne wesentliche Thrombozytopenie oder eine andere Gerinnungsstörung können ggf. auch niedrigere als die unten aufgeführten Grenzwerte für den Quickwert toleriert werden. Da bei Patienten mit Pfortaderhochdruck die Möglichkeit von Bauchdeckenvarizen besteht, werden hier vor Paracentese etwas höhere Mindestwerte empfohlen.

Da es nur sehr wenige Daten zu Interventionen bei Thrombozytenwerten $< 10-20$/nl und/oder einem Quickwert von $< 20\,\%$ gibt, werden diese Werte hier meist als untere Grenze für Interventionen angesetzt (insbesondere bei kombinierten Störungen), auch wenn nicht gezeigt ist, dass es bei Unterschreiten dieser Werte vermehrt zu klinisch relevanten Blutungskomplikationen kommt.

Mindestwerte vor Anlage eines ZVK:
- Thrombozyten   ≥ 10/nl
  Wenn Quick < 30% oder Fibrinogen < 100 mg/dl:
  Thrombozyten ≥ 20/nl
- Quick   ≥ 20 % [1; 3]
- aPTT   ≤ 80 sec [2; 3]
- Fibrinogen   ≥ 100 mg/dl [3]

Mindestwerte vor Anlage eines arteriellen Katheters:
- Thrombozyten   ≥ 20/nl
- Quick   ≥ 20 % [1; 3]
- aPTT   ≤ 80 sec [2; 3]
- Fibrinogen   ≥ 100 mg/dl [3]

Mindestwerte vor Parazentese:
- Thrombozyten   ≥ 30/nl
- Quick   ≥ 30 % [1; 3]
- aPTT   ≤ 80 sec [2; 3]
- Fibrinogen   ≥ 100 mg/dl [3]
- Ausnahmen:
  Wenn Thrombozyten ≥ 40/nl, ist ein Quick ≥ 20 % ausreichend.
  Wenn Quick ≥ 40 %, sind Thrombozyten > 20/nl ausreichend.
  Bei Patienten mit Erkrankungen ohne Gefahr von Bauchdeckenvarizen sind Grenzwerte von Thrombozyten ≥ 20/nl und Quick ≥ 20 % ausreichend.

Mindestwerte vor Tracheotomie:
- Thrombozyten   ≥ 30/nl
- Quick   ≥ 30 % [1; 3]

- aPTT ≤ 80 sec [2; 3]
- Fibrinogen ≥ 100 mg/dl [3]
- Ausnahmen:
  Wenn Thrombozyten $\geq 40/$nl, ist ein Quick ≥ 20 % ausreichend.
  Wenn Quick ≥ 40 %, sind Thrombozyten ≥ 20 ausreichend.

Mindestwerte vor Leberpunktion:
- Thrombozyten $\geq 50/$nl
- Quick ≥ 50 % [1; 3]
- aPTT ≤ 50 sec [2; 3]
- Fibrinogen ≥ 100 mg/dl [3]

Bei laparoskopischen Leberpunktionen können niedrigere Grenzen angesetzt werden: Thrombozyten $\geq 40/$nl und Quick ≥ 40 %.

Gastrointestinale Endoskopie mit Biopsie:
- Thrombozyten $\geq 20/$nl
- Quick ≥ 20 % [1; 3]
- aPTT ≤ 80 sec [2; 3]
- Fibrinogen ≥ 100 mg/dl [3]

[1] Werte gelten für Patienten mit Lebersynthesestörung.
Nicht anwendbar bei Patienten unter oraler Antikoagulation mit Vitamin K-Antagonisten oder mit isoliertem Mangel eines Faktors (z. B. F VII).

[2] Werte gelten für Patienten mit Lebersynthesestörung.
Nicht anwendbar bei Patienten mit isoliertem Mangel eines Faktors (z. B. F VIII, F IX).
Bei Vorliegen eines Lupusantikoagulanzes oder eines F-XII-Mangels kommt es zu einer deutlichen aPTT-Verlängerung, ohne dass dies mit einer Blutungsneigung assoziiert ist.
Nicht anwendbar bei Patienten unter Antikoagulation mit unfraktioniertem Heparin.

[3] Bei Fibrinogenspiegeln < 80 mg/dl werden auch Quick und aPTT im Testsystem zunehmend beeinflusst. Quick und aPTT sind daher in solchen Fällen nicht eindeutig verwertbar.

Manifeste Blutung

Die Interventionsgrenzen sind abhängig von Lokalisation und Ausmaß der Blutung. Bei bedrohlichen Blutungen muss eine frühzeitigere und höhere Substitution erfolgen. Insbesondere sollte bei bedrohlicher Blutung der Fibrinogenspiegel höher gehalten werden (z. B. ≥ 150 mg/dl). Bei geringfügiger Blutung ist in manchen Fällen auch keine Substitution erforderlich, hier sind eventuell lokale Maßnahmen wie Kompression etc. ausreichend. Bei Blutungen im Schleimhautbereich sollte auch der Einsatz von Antifibrinolytika erwogen werden.

Transfusionspflichtige Blutung (≥ 1 EK/d):

- Thrombozyten   ≥ 50 – 100/nl
- Quick   ≥ 50 % [1;3]
- aPTT   ≤ 60 sec [2;3]
- Fibrinogen   ≥ 100 mg/dl [3]

Nichttransfusionspflichtige Blutung:

- Thrombozyten   ≥ 20 – 50/nl
- Quick   ≥ 30 % [1;3]
- aPTT   ≤ 80 sec [2;3]
- Fibrinogen   ≥ 100 mg/dl [3]

Beispiel für tabellarische Empfehlungen zur Substitution bei Lebersynthesestörung

Die dargestellten Empfehlungen (Tabellen 9 – 11) stellen keine starren Handlungsanweisungen dar. Sie müssen individuell an die Situation des Patienten angepasst werden. Zu berücksichtigen sind insbesondere die (Gerinnungs-)Anamnese, die aktuelle Klinik, Begleiterkrankungen und -medikation, Laborveränderungen und geplante invasive Maßnahmen.

Bei erhöhtem Umsatz (z. B. bei DIC, Blutungen, Aszites, etc.) geringerer Anstieg und verkürzte Halbwertszeit. Nach Substitution ist eine Kontrolle des Ansprechens sinnvoll (Klinik und Labor).

Wichtig: FFP muss AB0-gleich transfundiert werden. In Ausnahmefällen kann Plasma AB0-kompatibel transfundiert werden.

Verträglichkeitsschema nach AB0-Blutgruppen für die Therapie mit FFP siehe Tab. 8.

Tab. 9

Dosierung von PPSB und gerinnungsaktivem Plasma (z.B. Fresh frozen plasma, FFP) bei Quick-wert-Erniedrigung

Gewünschter Quickwert-Anstieg	60 kg PPSB	FFP	70 kg PPSB	FFP	80 kg PPSB	FFP	90 kg PPSB	FFP
Quick + 10 %	500 IE	600 ml ca. 3 Btl.	500 IE	700 ml ca. 3 Btl.	1000 IE	800 ml ca. 4 Btl.	1000 IE	900 ml ca. 4 Btl.
Quick + 20 %	1000 IE	1200 ml ca. 5 Btl.	1500 IE	1400 ml ca. 6 Btl.	1500 IE	1600 ml ca. 6 Btl.	2000 IE	1800 ml ca. 7 Btl.
Quick + 30 %	1500 IE	1800 ml ca. 7 Btl.	2000 IE	2100 ml ca. 8 Btl.	2500 IE	2400 ml ca. 10 Btl.	2500 IE	2700 ml ca. 11 Btl.
Quick + 40 %	2000 IE	2400 ml ca. 10 Btl.	3000 IE	2800 ml ca. 11 Btl.	3000 IE	3200 ml ca. 13 Btl.	3500 IE	3600 ml ca. 14 Btl.

Fresh frozen plasma (FFP): ca. 250 ml/Beutel
Zugrunde gelegte Berechnung: 1 IE PPSB/kg KG → 1 % Anstieg.
Unter Therapie mit Vitamin-K-Antagonisten ist zur Quickwert-Anhebung oft eine niedrigere Dosierung ausreichend.

Die Dosierungen sind auf entsprechende Packungsgrößen gerundet.

Tab. 10a   Keine aktive Blutung

Klinik/Intervention	Mindestwerte zur Substitution			
	Thrombozyten	**Quick** [1,3]	**aPTT** [2,3]	**Fibrinogen** [3]
Stabile Werte	Bei schweren, kombinierten Störungen insbesondere bei dtl. Hypofibrinogenämie bzw. Hyperfibrinolyse und Thrombozytopenie ggf. frühere Substitution!			
	≥ 10/nl bzw. ≥ 20/nl bei Fieber oder Infektionen oder Quick < 30 % oder Fibrinogen < 100 mg/dl oder akutem Leberversagen	≥ 10 % bzw. ≥ 20 % wenn Thrombos < 30/nl oder Fibrinogen < 100 mg/dl	Ø	≥ 70 mg/dl bzw. ≥ 100 mg/dl wenn Thrombos < 50/nl oder Quick < 50 %
Progredienz der Koagulopathie	Wichtig ist eine engmaschige Kontrolle der Werte! Ggf. mehrmals täglich.			
Vor ZVK	≥ 10/nl bzw. ≥ 20/nl bei Quick < 30 % oder Fibrinogen < 100 mg/dl	≥ 20 %	≤ 80 sec	≥ 100 mg/dl
Vor art. Katheter	≥ 20/nl	≥ 20 %	≤ 80 sec	≥ 100 mg/dl
Vor Parazentese[4]	≥ 30/nl (≥ 20/nl ausreichend, wenn Quick ≥ 40 %)	≥ 30 % (≥ 20 % ausreichend, wenn Thrombos ≥ 40/nl)[4]	≤ 80 sec	≥ 100 mg/dl
Vor Tracheotomie	≥ 30/nl (≥ 20/nl ausreichend, wenn Quick ≥ 40 %)	≥ 30 % (≥ 20 % ausreichend, wenn Thrombos ≥ 40/nl)	≤ 80 sec	≥ 100 mg/dl
Vor Leberpunktion	≥ 50/nl bei laparoskopischer Leberpunktion ≥ 40/nl	≥ 50 % bei laparoskopischer Leberpunktion ≥ 40 %	≤ 50 sec	≥ 100 mg/dl
Gastrointestinale Endoskopie mit Biopsie	≥ 20/nl	≥ 20 %	≤ 80 sec	≥ 100 mg/dl
Operation	Individuelle Grenzen, abhängig von Lokalisation und Art des Eingriffs und Blutungszeichen			

Tabelle 10b Aktive Blutung

Grenzwerte abhängig von Lokalisation und Ausmaß der Blutung.
Bei bedrohlicher Blutung: frühzeitigere und höhere Substitution!

Klinik/Intervention	Mindestwerte zur Substitution			
	Thrombozyten [5]	Quick [1,3]	aPTT [2,3]	Fibrinogen [3]
	≥ 50-100/nl [5]	≥ 50 % [5]	≤ 60 sec [5]	≥ 100 mg/dl [5]
Transfusions-pflichtige Blutung: ≥ 1 EK/Tag [5]				
Nicht transfusions-pflichtige Blutung	≥ 20-50/nl	≥ 30 %	≤ 80 sec	≥ 100 mg/dl

1 Werte gelten für Patienten mit Lebersynthesestörung. Nicht anwendbar bei Patienten unter oraler Antikoagulation mit Vitamin-K-Antagonisten oder mit isoliertem Mangel eines Faktors (z. B. F VII).

2 Werte gelten für Patienten mit Lebersynthesestörung. Nicht anwendbar bei Patienten mit isoliertem Mangel eines Faktors (z. B. F VIII, F IX). Nicht anwendbar bei Patienten unter Antikoagulation mit unfraktioniertem Heparin. Bei einem Lupusantikoagulanz oder einem F-XII-Mangel besteht keine Blutungsneigung trotz aPTT-Verlängerung.

3 Bei Fibrinogenwerten < 80 mg/dl werden auch Quick und aPTT im Testsystem zunehmend beeinflusst. Quick und aPTT sind in solchen Fällen nicht eindeutig verwertbar.

4 Bei Patienten ohne Gefahr von Bauchdeckenvarizen sind Thrombozyten ≥ 20/nl und Quickwert ≥ 20 % ausreichend.

5 Bei schweren, bedrohlichen Blutungen muss eine frühzeitigere und höhere Substitution erfolgen, insbesondere sollte dann ein Fibrinogenwert von ≥ 150 mg/dl angestrebt werden.

Tab. 11a

Tabellarische Dosisempfehlung von Fibrinogen (Haemocomplettan®) und gerinnungsaktivem Plasma (z. B. Fresh frozen plasma, FFP) bei Fibrinogenmangel

Gewünschter Fibrinogenanstieg	60 kg		70 kg		80 kg		90 kg	
	Fibrinogen	FFP	Fibrinogen	FFP	Fibrinogen	FFP	Fibrinogen	FFP
Fibrinogen + 50 mg/dl	1 g	900 ml ca. 4 Btl.	1 g	1000 ml ca. 4 Btl.	1 g	1200 ml ca. 5 Btl.	2 g	1300 ml ca. 5 Btl.
Fibrinogen + 100 mg/dl	2 g	1800 ml ca. 7 Btl.	3 g	2100 ml ca. 8 Btl.	3 g	2400 ml ca. 10 Btl.	4 g	2700 ml ca. 11 Btl.
Fibrinogen + 150 mg/dl	4 g		4 g		5 g		5 g	

Fresh frozen plasma (FFP): ca. 250 ml/Beutel

Die Dosierungen sind auf entsprechende Packungsgrößen gerundet.

Tab. 11b

Tabellarische Dosisempfehlung für Antithrombin					
Gewünschter Antithrombinanstieg	60 kg Antithrombin	70 kg Antithrombin	80 kg Antithrombin	90 kg Antithrombin
Antithrombin + 10 %	500 IE	500 IE	500 IE	500 IE
Antithrombin + 20 %	1000 IE	1000 IE	1000 IE	1000 IE
Antithrombin + 30 %	1000 IE	1500 IE	1500 IE	2000 IE
Antithrombin + 40 %	1500 IE	2000 IE	2000 IE	2500 IE

Zugrunde gelegte Berechnung: 1 IE Antithrombin/kg KG → 1,5 % Anstieg.

Die Dosierungen sind auf entsprechende Packungsgrößen gerundet.

4 Leberprobleme auf der internistischen Intensivstation

Jede(r) auf einer internistischen Intensivstation tätige Ärztin/Arzt wird häufig mit dem Problem einer Leberinsuffizienz konfrontiert sein, die von einer milden Hyperbilirubinämie bis hin zum akuten Leberversagen reichen kann. Die Ursachen einer solchen Leberinsuffizienz sind vielfältig und beim einzelnen Patienten häufig nur unzureichend verstanden, was sicher auch daran liegt, dass meist eine multifaktorielle Genese vorliegt. **Da das Auftreten eines Ikterus bei intensivpflichtigen Patienten nicht nur eine Begleiterscheinung ist, sondern mit einer deutlich erhöhten Morbidität und Mortalität verbunden ist,** sollen die wichtigsten Ursachen sowie das akute Leberversagen als Maximalvariante der Leberinsuffizienz in diesem Kapitel besprochen werden.

Die Datenlage zur Häufigkeit einer Cholestase bzw. Leberinsuffizienz beim Intensivpatienten ist immer noch relativ dürftig. Zur Einschätzung der Leberinsuffizienz wird weiterhin meist das Serumbilirubin verwendet. So ist das Bilirubin auch ausschlaggebend für die Einteilung der Leberinsuffizienz im häufig verwendeten sog. „Sequential Organ Failure Assessment (SOFA) Score". Im täglichen Alltag einer Intensivstation werden erhöhte Serumleberwerte bzw. eine Leberinsuffizienz sicherlich häufig medikamentös-toxisch bedingt sein, da diese Patienten meist diverse Medikamente benötigen, die auch potenziell hepatotoxisch sein können. Unterschieden werden dabei prinzipiell hepatozelluläre (Erhöhung der ALT) und cholestatische (Erhöhung der AP) Leberschädigungen. Diese Unterscheidung ist wichtig, da **eine primär cholestatische Leberschädigung eine schlechtere**

Prognose als eine hepatozelluläre hat. Von besonderer Bedeutung ist dabei die oft notwendige antibiotische und antimykotische Therapie bei Patienten mit schweren Infektionen bzw. Sepsis, die daher in einem separaten Kapitel ausführlich besprochen wird.

4.1 Parenterale Ernährung und Leberwerterhöhung

Die meisten beatmeten Patienten auf einer internistischen Intensivstation benötigen eine komplette oder zumindest unterstützende parenterale Ernährung, die ebenfalls Ursache einer Hyperbilirubinämie sein kann. Die Genese dieser meist cholestatisch verlaufenden Hepatopathie ist multifaktoriell und wird auch als „Parenteral nutrition-associated cholestasis" (PNAC) bezeichnet. Ein Anstieg der Cholestase-anzeigenden Enzyme AP und γ-GT kann dabei schon 24 Stunden nach Beginn einer parenteralen Ernährung beobachtet werden. Die Inzidenz einer PNAC bei alleiniger parenteraler Ernährung wird bei Erwachsenen mit 20–75 % angegeben. Hepatobiliäre Komplikationen scheinen auch bei Patienten aufzutreten, die zusätzlich eine orale Ernährung erhalten, obwohl sie dann seltener und weniger ausgeprägt sind. Die Genese der PNAC ist bislang nur teilweise verstanden. Zu den Risikofaktoren zählen eine bakterielle Überwucherung des Dünndarms, rezidivierende Infektionen wie z. B. eine katheterassoziierte Sepsis und die Zusammensetzung der parenteralen Ernährung. **Bei der bakteriellen Überwucherung kommt es zur intestinalen Stase und in der Folge zur Hypoplasie von Darmepithel und vermehrter bakterieller Translokation.** Außerdem wandeln die (häufig grampositiven) Bakterien verstärkt Chenodeoxycholsäure zu Lithocholsäure um, die Cholestase durch Herabregulierung hepatobiliärer Transportproteine wie der „Bile salt export pump" (BSEP) fördert. Auch bei Sepsis kommt es durch die Freisetzung proinflammatorischer Zytokine wie TNF-α zur **Herabregulation dieser hepatobiliären Transportproteine und damit zur Verstärkung der Cholestase.** Ferner wurden Phytosterole, die bei der meist auf Sojaöl basierten parenteralen Fettzufuhr vorkommen, ebenfalls mit einer vermehrten Cholestase in Verbindung gebracht. Interessanterweise konnte eine unter Sojaölgabe aufgetretene Cholestase durch die Verabreichung einer auf Fischöl basierten parenteralen Ernährung wieder gebessert werden. Da das zur Sedierung beatmeter Patienten häufig verwendete Propofol ebenfalls auf Sojaölbasis hergestellt wird, kann auch bei sonst sojaölfreier Ernährung unter einer längeren oder **hochdosierten Propofolsedierung eine Erhöhung der Cholestaseparameter beobachtet werden.** Eine Besserung der PNAC ist neben der Behebung der genannten auslösenden Faktoren vor allem durch eine frühzeitige enterale (Zusatz-)Ernährung, durch die Gabe von Ursodeoxycholsäure (UDCA; 10–30 mg/kg/d) möglich. Die optimale Ernährung bei Patienten mit Leberproblemen auf der Intensivstation wird in einem eigenen Kapitel dieses Kompendiums besprochen.

4.2 Beatmung mit positivem endexspiratorischem Druck (PEEP)

Eine Beatmung mit PEEP ist häufig notwendig, um bei Patienten mit Lungeninsuffizienz eine adäquate Oxygenierung aufrecht erhalten zu können. Der Einsatz von PEEP wurde in der Vergangenheit auch als potenzielle Ursache einer Cholestase diskutiert. In der Tat verursacht eine Beatmung mit PEEP eine verminderte Perfusion und eine schlechtere Sauerstoffversorgung des Splanchnikusgebietes und damit auch der Leber. Eine kritische Reduktion der Oxygenierung wurde jedoch auch bei hohem PEEP nicht beobachtet. Auch bei Patienten nach Lebertransplantation wurde bei kurzfristiger Beatmung mit hohem PEEP kein negativer Effekt auf die Leberfunktion beschrieben. Ebenfalls konnte bei Patienten nach Lebertransplantation gezeigt werden, dass ein PEEP bis 10 mbar weder den arteriellen und venösen Blutfluss in die Leber noch den venösen Abstrom aus der Leber signifikant beeinflusst. Somit ist nach derzeitigem Wissensstand eine Beatmung mit **PEEP sicherlich kein entscheidender Risikofaktor für eine Cholestase oder gar eine höhergradige Leberinsuffizienz** und sollte sich daher ausschließlich nach den Erfordernissen des Lungenversagens richten. Bislang unbewiesen, aber denkbar, ist eine Schädigung der Leber durch die Freisetzung inflammatorischer Mediatoren aus der Lunge im Rahmen einer Beatmung mit hohen Drücken.

4.3 Ischämische Hepatitis (Schockleber)

Eine ischämische Hepatitis (IH) bzw. Schockleber wird durch eine inadäquate Sauerstoffversorgung der Hepatozyten mit konsekutivem Zelltod verursacht und hat eine hohe Letalität von bis zu 45 %. Dabei ist insbesondere eine chronisch vorgeschädigte Leber vulnerabel für eine IH auf dem Boden einer Durchblutungsstörung. Die IH wird im Rahmen eines septischen oder kardiogenen Schocks, einer schweren Ateminsuffizienz (wie z. B. bei ARDS) sowie einer (Rechts-)Herzinsuffizienz beobachtet. Da kardiale Ursachen dominieren, ist die Inzidenz der IH auf kardiologischen bzw. herzchirurgischen Intensivstationen erhöht. Bei der Rechtsherzinsuffizienz kommt es durch einen erhöhten rechtsatrialen Druck zu einer Stauung der Lebervenen mit sinusoidaler Dilatation und konsekutiver zentrolobulärer Hypoxie. Primär zentrolobuläre Nekrosen (Zone 3) sind auch Folge eines erniedrigten Herzzeitvolumens bei jeder Form eines zirkulatorischen Versagens. Beim septischen Schock kommt es in der primären, hyperdynamen Phase zu einer Zunahme der Leberdurchblutung. Diese kann jedoch den deutlich erhöhten Sauerstoffbedarf der Leber bei Sepsis nicht vollständig kompensieren, so dass es zentrolobulär bereits zu einem kritischen Abfall der Sauerstoffkonzentration kommen kann. Erschwerend kommt hinzu, dass **die adaptative Antwort der A. hepatica bei Sepsis durch die Inflammationsreaktion gestört ist und dadurch die Ischämie der Hepatozyten verstärkt wird.** Laborchemisch finden sich bei der IH vor allem rasch ansteigende Transaminasen (Erhöhung auf bis auf das 20-Fache des oberen Normwertes), außerdem sind GLDH und LDH deutlich erhöht. Meist kommt es außerdem zu einer Einschränkung der Synthesefunktion der Leber mit einem Abfall des Quickwertes auf unter 50 %. Das Bilirubin reagiert erst verzögert und steigt dann oft nur mäßig an.

Eine Leberbiopsie ist für die Diagnose der IH nicht notwendig und bei reduzierter Gerinnung kontraindiziert. Sofern das Schockereignis zeitlich begrenzt ist, kann sich eine nicht vorgeschädigte Leber innerhalb weniger Tage bis Wochen regenerieren. Die effektive Beseitigung der auslösenden Ursache ist daher von größter Bedeutung. Gleichzeitig sollten die eingeschränkten Organfunktionen möglichst frühzeitig, d. h. noch in der Notaufnahme, optimal unterstützt werden, da eine entsprechende Therapie (Ziel: ZVD 8–12 mmHg, arterieller Mitteldruck 65–90 mmHg, zentralvenöse Sauerstoffsättigung > 70 %) beim septischen Schock zu einer deutlichen Verbesserung des Überlebens führt.

4.4 Akutes Leberversagen

Das akute Leberversagen ist definiert als ein potenziell reversibler, akuter Ausfall der Leberfunktion mit Ikterus, Synthesestörung und hepatischer Enzephalopathie bei vorher lebergesunden Patienten. Nach dem zeitlichen Intervall zwischen Beginn des Ikterus und Entwicklung der hepatischen Enzephalopathie kann eine Einteilung in hyperakutes (bis 7 Tage), akutes (1 bis 4 Wochen) und subakutes (4 bis 26 Wochen) Leberversagen erfolgen. Mit einer geschätzten Inzidenz von 300 bis 500 Fällen/Jahr in Deutschland handelt es sich beim akuten Leberversagen um ein relativ seltenes, aber oft dramatisches Ereignis.

Grundsätzlich sollten Patienten mit akutem Leberversagen möglichst bald in ein Zentrum mit der Möglichkeit zur Lebertransplantation (< Quick 50 %) verlegt werden. Ferner ist auf Grund des aufwändigen Monitorings und der hohen Gefährdung der Patienten eine frühzeitige Verlegung auf eine Intensivstation anzustreben. Gleichzeitig sollte in Abhängigkeit von den weiter unten beschriebenen Prognoseindizes und der Ätiologie der Erkrankung bereits frühzeitig eine ggf. erforderliche Lebertransplantation in die therapeutischen Überlegungen miteinbezogen werden und eventuell vorliegende Kontraindikationen (wie maligne Grunderkrankung, schwere Herz- oder Lungenerkrankungen, unkontrollierte infektiologische Komplikationen) ausgeschlossen werden.

In diesem Zusammenhang sollte auch in einem möglichst frühen Stadium eine unter Umständen erforderliche Lebertransplantation mit dem Patienten besprochen werden, da dies später bei zunehmender hepatischer Enzephalopathie nicht mehr möglich sein kann.

Tab. 12

Ursachen des akuten Leberversagens

Medikamentös-toxisch
- Paracetamol

Idiosynkratisch-toxische Reaktionen
- Medikamente
- Phytotherapeutika
- Ecstasy

Intoxikationen
- Knollenblätterpilz

Viral
- Hepatitis-A-, -B-, -C-, -E-Viren
- Herpes-simplex-Virus Typ 1 und 2
- Epstein-Barr-Virus
- Zytomegalievirus
- Varizella-zoster-Virus
- Parvovirus B19

Vaskulär-zirkulatorisch
- Budd-Chiari-Syndrom
- Veno-okklusive Erkrankung
- Ischämie/Hypoxie/Schock

Schwangerschaftsassoziiert
- Akute Schwangerschaftsfettleber
- HELLP-Syndrom

Sonstiges:
- M. Wilson
- Autoimmunhepatitis

Die Ursachen des akuten Leberversagens sind vielfältig
(Tab. 12). An unserem Zentrum (Klinikum der Univer-
sität München, Campus Großhadern, Zeitraum 2000
–2003) waren idiosynkratische Reaktionen auf Medika-

mente und Phytotherapeutika die häufigste Ursache, gefolgt von Hepatitiden viraler Genese und Intoxikationen mit Paracetamol.

Einen Sonderfall stellt der M. Wilson dar. Zwar handelt es sich bei dieser Kupferspeicherkrankheit um eine angeborene und damit eigentlich vorbestehende, chronische Leberkrankheit, die sich jedoch oft akut im Rahmen eines Leberversagens erstmanifestiert („fulminanter M. Wilson") und dann mangels therapeutischer Alternativen wie ein akutes Leberversagen gehandhabt wird.

Die Sterblichkeit des akuten Leberversagens ohne Lebertransplantation hängt wesentlich von der zu Grunde liegenden Ursache ab. Während das transplantationsfreie, spontane Überleben bei einer Paracetamolintoxikation 65 % und bei Hepatitis A 58 % beträgt, ist das spontane Überleben bei medikamentöser Ursache (29 %), Hepatitis B (25 %) oder unklarer Ursache (25 %) wesentlich schlechter. In Hinblick auf den zeitlichen Verlauf hat das hyperakute Leberversagen die beste und das subakute Leberversagen die schlechteste Prognose. Bei Patienten, die das Leberversagen ohne Transplantation überleben, kommt es in der Regel zur *restitutio ad integrum* der Leber.

Der schnellen Klärung der auslösenden Ursache des akuten Leberversagens kommt größte Bedeutung zu, da so eine bessere prognostische Einschätzung möglich ist und ggf. spezifische therapeutische Maßnahmen eingeleitet werden können. Es ist zu berücksichtigen, dass es beim akuten Leberversagen bislang auf Grund der relativ niedrigen Inzidenz, des breiten Spektrums an auslösenden Ursachen und der Inhomogenität des Patientenkollektivs nur wenige randomisierte, kontrollierte Studien gibt, was sich naturgemäß auf den Evidenzgrad der empfohlenen Maßnahmen niederschlägt. Um in Deutschland die zukünftige Studiensituation beim akuten Leberversagen zu verbessern, wurde 2009 in Hannover die „Acute Liver Failure Study Group Germany" unter Leitung des Universitätsklinikums Essen gegründet (www.akutesleberversagen.de).

Spezifische Therapie

Bei der Paracetamolintoxikation, auch bereits bei begründetem Verdacht, soll eine spezifische Therapie mit N-Acetylcystein (600 mg/kg/Tag Gesamtdosis) begonnen werden. Bei der Knollenblätterpilzvergiftung empfehlen sich nur bei kurz zurückliegender Aufnahme die Durchführung einer Magenspülung und die Gabe von Aktivkohle, um die weitere Resorption zu reduzieren. Therapeutisch konnten durch die Gabe von Silibinin

Tab. 13

Spezifische Therapie des akuten Leberversagens		
Ursache	Therapie	Dosis
Paracetamol-intoxikation	N-Acetylcystein	600 mg/kg/Tag Gesamtdosis
Knollenblätterpilz-vergiftung	Penicillin-G Silibinin	250 mg/kg /Tag 20–50 mg/kg/Tag
Akute Hepatitis B	Lamivudin Entecavir Tenofovir	100–300 mg/Tag 0,5–1 mg/Tag 245 mg/Tag
HELLP AFLP	Entbindung	
Autoimmunhepatitis	Prednison	1–2 mg/kg/Tag
Budd-Chiari-Syndrom	Notfall-TIPSS	

(20 – 50 mg/kg/Tag) und von Penicillin G (250 mg/kg/ Tag) günstige Effekte beobachtet werden. Bei im Rahmen einer akuten Hepatitis B auftretendem Leberversagen stehen heute neben Lamivudin, neue antivirale Substanzen wie Entecavir und Tenofovir zur Verfügung. Im Gegensatz zu einer retrospektiven Studie von Tillmann et al. (2006) konnte eine größere, randomisierte, plazebokontrollierte Studie keinen Vorteil der Gabe von Lamivudin nachweisen. Solange diesbezüglich keine abschließende Klarheit besteht, wird in unserem Zentrum die Indikation zur Gabe von Entecavir oder Tenofovir bei akutem Leberversagen im Rahmen einer akuten Hepatitis B großzügig gestellt.

Grundsätzlich wird eine Autoimmunhepatitis immunsuppressiv mit Steroiden (1–2 mg Prednisonkg/Tag) behandelt. Jedoch konnte in einer kleinen, retrospektiven Studie von Patienten mit fulminanter Autoimmunhepatitis kein Überlebensvorteil durch Steroidgabe nachgewiesen werden. Gerade bei der genannten immunsuppressiven Therapie ist unbedingt auf eine engmaschige infektiologische Überwachung zu achten, zumal Patienten mit akutem Leberversagen ohnehin bereits an einem geschwächten Immunsystem leiden. Bei akutem Leberversagen im Rahmen einer akuten Schwangerschaftsfettleber oder eines HELLP-Syndroms kommt es meist nach Entbindung zu einer Besserung.

Neben den genannten spezifischen Therapien und einer engmaschigen Überwachung der Leberfunktion kommt der supportiven Therapie von Patienten mit akutem Leberversagen eine entscheidende Bedeutung zu. Da Patienten mit akutem Leberversagen in besonderem Maße durch Hypoglykämien gefährdet sind, ist unbedingt **auf eine engmaschige Blutzuckerkontrolle, eine ausreichen-**

de Ernährung und ggf. auch parenterale Glukosezufuhr zu achten.

Kompromittierte Immunabwehr

Da Patienten mit akutem Leberversagen eine kompromittierte Immunabwehr haben, kommt einer engmaschigen infektiologischen Überwachung (Abstriche, Blutkulturen, Sputum, Urin, Röntgen-Thorax) größte Bedeutung zu. Es gibt derzeit keine abschließende Bewertung über den Stellenwert einer generellen, prophylaktischen Antibiotikatherapie bei Patienten mit akutem Leberversagen. Eine prophylaktische Therapie mit Breitspektrumantibiotika wird jedoch empfohlen, wenn es zu einer ausgeprägten hepatischen Enzephalopathie oder zu Nierenversagen kommt, Komponenten des SIRS auftreten oder Patienten für eine Transplantation gelistet werden sollen oder bereits sind. In unserem Zentrum wird die Indikation für eine prophylaktische systemische Antibiotikatherapie großzügig gehandhabt, zum einen weil Patienten mit akutem Leberversagen ein deutlich erhöhtes Risiko für infektiologische Komplikationen haben, zum anderen weil durch eine Infektion eine eventuell notwenige Lebertransplantation unmöglich werden kann. Zusätzlich empfehlen wir eine lokale antimykotische Therapie (z. B. mit Amphotericin B peroral).

Das akute Leberversagen ist regelmäßig mit Nierenfunktionsstörungen bzw. in der Maximalvariante einem Nierenversagen vergesellschaftet. Um diese Komplikationen rechtzeitig zu erkennen, ist eine Überwachung der Nieren- und Kreislauffunktion und bei Verschlechterung der Nierenfunktion auch des intravasalen Volumens über den zentralen Venendruck von großer Bedeutung. Die

Therapie des hepatorenalen Syndroms sowie die evtl. Verwendung überbrückender Leberersatzverfahren und kreislaufunterstützender Therapie werden an anderer Stelle dieses Kompendiums ausführlich besprochen.

Neurologische Komplikationen

Eine besondere Herausforderung beim akuten Leberversagen stellt die engmaschige neurologische Überwachung dar. **Zur Therapie der hepatischen Enzephalopathie werden abführende Maßnahmen mit Laktulose (per os, ggf. als Einlauf) durchgeführt.** Bei eingeschränkten Schutzreflexen sollte eine frühzeitige Schutzintubation erfolgen. Ein weiteres, sich oft schnell entwickelndes Problem ist das Auftreten eines Hirnödems, das sich vor allem bei Patienten mit hyperakutem und akutem Leberversagen entwickelt. **Eine engmaschige neurologische Überwachung und ggf. Schnittbildgebung sind daher von entscheidender Bedeutung.** Der Stellenwert der intrakraniellen Hirndruckmessung bei Patienten mit akutem Leberversagen ist umstritten. Nichtrandomisierte Studien konnten keinen Überlebensvorteil durch intrakranielle Hirndruckmessung zeigen. Dennoch empfehlen die meisten Mitglieder der US-amerikanischen „Acute Liver Failure Study Group" die Durchführung einer intrakraniellen Hirndruckmessung bei Patienten mit höhergradiger hepatischer Enzephalopathie (Grad III/IV), da angenommen wird, dass hierdurch ein besseres Hirndruckmonitoring und eine bessere Prognoseeinschätzung der neurologischen Erholungsmöglichkeit erhalten werden kann. Die tolerablen Grenzwerte von intrakraniellem Druck und zerebralem Perfusionsdruck sind beim akuten Leberversagen nicht gut abgesichert. Empfohlen werden ein intrakranieller Druck < 25 mmHg und ein zerebraler Perfusionsdruck zwischen 50 und 80 mmHg. **Eine einfache**

Maßnahme ist das Hochlagern des Oberkörpers um 30°. Ferner sollen Patienten mit Hirndruck möglichst wenigen Reizen ausgesetzt werden. Bei Anzeichen eines Hirnödems wird außerdem die Gabe von Mannitol empfohlen. Die prophylaktische Hyperventilation hat heutzutage keinen Stellenwert mehr in der Behandlung des erhöhten Hirndrucks bei Patienten mit akutem Leberversagen. Bei refraktärem Hirnödem kann eine Therapie mit hypertoner Kochsalzlösung versucht werden. Eine Therapie mit hypertoner Kochsalzlösung (Zielwert für Serumnatrium: 145–155 mmol/l) wurde im Rahmen einer kleinen Studie bei akutem Leberversagen auch bereits in prophylaktischer Intention durchgeführt. Dadurch konnte die Inzidenz von erhöhtem Hirndruck gesenkt werden. Bei Gabe von hypertoner Kochsalzlösung sind engmaschige Kontrollen des Serumnatriums unumgänglich. Eine generelle prophylaktische Hypothermie bei Patienten mit akutem Leberversagen kann derzeit auf Grund fehlender Datenlage nicht empfohlen werden. **Eine moderate Hypothermie kann jedoch bei therapierefraktärem Hirndruck angedacht werden.**

Bei Auftreten von Blutungen soll eine entsprechende Substitution mit Gerinnungsfaktoren bzw. Frischplasma erfolgen. Eine prophylaktische Substitution erscheint nicht sinnvoll und erschwert die Einschätzung der Prognose und der Notwendigkeit der Lebertransplantation (siehe Kap. 3).

Die entscheidende und schwierige Frage ist, ob und wann eine Lebertransplantation erfolgen soll. Dabei ist einerseits zu berücksichtigen, dass es bei der Leber im Falle einer Spontanerholung in der Regel zur *restitutio ad integrum* kommt. Eine Lebertransplantation erfordert

Tab. 14

King's-College-Kriterien bei akutem Leberversagen

Die Indikation für eine Lebertransplantation ist gegeben, wenn folgende Voraussetzungen erfüllt sind:

Bei Paracetamolintoxikation:
- Arterieller pH < 7,3

oder
- PT > 100 s (INR > 6,5) und
- Serumkreatinin > 3,4 mg/dl und
- Hepatische Enzephalopathie Grad III/IV

Bei anderer Ursache:
- PT > 100 s (INR > 6,5)

oder wenn 3 der folgenden 5 Kriterien erfüllt sind:
- Non-A-non-B-Hepatitis, durch Medikamente oder Halothan induziert
- Intervall zwischen Ikterus und hepatischer Enzephalopathie > 7 Tage
- Alter < 10 oder > 40 Jahre
- PT > 50 sec (INR > 3,5)
- Serumbilirubin > 17,4 mg/dl

eine lebenslange Einnahme von Immunsuppressiva mit den entsprechenden Langzeitnebenwirkungen. Andererseits kann ein zu langes Abwarten auf eine Spontanerholung eine Transplantation unmöglich machen, wenn inzwischen infektiologische Komplikationen, Multiorganversagen oder irreversible zerebrale Schäden aufgetreten sind.

Derzeit gängige Prognoseindizes bei der Entscheidungsfindung hinsichtlich der Notwendigkeit einer Lebertransplantation sind die King's-College-Kriterien bei akutem Leberversagen bei Paracetamolintoxikation und bei anderer Genese (Tab. 14) und die Clichy-Kriterien bei akutem Leberversagen viraler Genese (Tab. 15). Die

Tab. 15

Clichy-Kriterien bei akutem Leberversagen viraler Genese
Die Indikation für eine Lebertransplantation ist gegeben, wenn folgende Voraussetzungen erfüllt sind:

Bei Alter < 30 Jahren:
- Faktor V < 20 %

oder

Bei Alter > 30 Jahren:
- Faktor V < 30 %

und

Hepatische Enzephalopathie Grad III/IV

genannten Indizes haben zwar einen hohen positiven prädiktiven Wert, d. h. sie sagen einen fatalen Ausgang gut voraus, ihr negativer prädiktiver Wert, d. h. ihre Fähigkeit, einen guten Ausgang ohne Lebertransplantation vorauszusagen, ist jedoch gering. Der Wilson-Prognose-Index ist nicht für die Entscheidung für oder gegen eine Lebertransplantation im Falle eines fulminant verlaufenden M. Wilson geeignet. Dieser verläuft in fast allen Fällen ohne Lebertransplantation letal, so dass diese Verlaufsform des M. Wilson eine klare Indikation für eine Lebertransplantation darstellt.

In Ergänzung zu den genannten Indizes wurden für das akute Leberversagen bei Paracetamolintoxikation noch weitere Prognoseparameter etabliert. So ist ein Laktatspiegel im arteriellen Blut > 3,5 mmol/l bei Aufnahme mit einer schlechten Prognose vergesellschaftet und ein Argument für eine Listung zur Lebertransplantation. Ein weiterer Prognoseindex, der in dieser Situation zur Entscheidungsfindung beitragen kann, ist der APACHE-III-Index und heutzutage auch der MELD-Score.

5 Die Leber nach kardiochirurgischen Eingriffen

Die Häufigkeit von gastrointestinalen Komplikationen nach kardiochirurgischen Eingriffen ist mit 2,5 % selten, nach komplexeren kardiochirurgischen Interventionen jedoch vermehrt und bei Eintreten mit einer deutlich erhöhten Mortalität verbunden. Eine Kreislaufdepression während einer Herzoperation mit begleitender Ischämie des Splanchnikusgebietes begünstigen die Ausbildung von Komplikationen im Sinne eines Systemic inflammatory response syndrom (SIRS). Dieses wiederum ist verantwortlich für eine Vielzahl von Beeinträchtigungen nicht nur der intraabdominellen Organsysteme; auch Nieren, Lunge, Herz und Gehirn sind davon betroffen. Verlängerte Behandlung auf den Intensivstationen mit einer höheren Inzidenz von Multiorganversagen und Exitus ist die Folge.

Im Verlauf der Jahre (1976 – 2004) nimmt die Häufigkeit gastrointestinaler Komplikationen zu. Sie liegt in einer Größenordnung, die mit der Anzahl von Reopera-

Tab. 16

Komplikationen nach Herzoperationen	
Akutes Nierenversagen	3,1 %
Apoplex	2,8 %
Gastrointestinale Komplikationen	2,5 %
Reoperation (Blutung)	2,3 %
Sternale Wundinfektion	1,4 %
Perioperativer Myokardinfarkt	1,1 %
ARDS	0,9 %
Dialyse	0,9 %
Multiorganversagen	0,6 %

(ARDS = Acute respiratory distress syndrome)

tionen bei Nachblutung, der Häufigkeit von perioperativen Apoplexen und Myokardinfarkten nach herzchirurgischen Eingriffen vergleichbar ist.

Der Anteil der Leberfunktionsstörungen bei viszeralen Komplikationen nach kardiochirurgischen Eingriffen ist mit 4 % eher niedrig (0,1 %), nimmt jedoch wegen der hohen Mortalität bei Eintreten (74 %) einen hohen zu berücksichtigenden Stellenwert ein. Es macht Sinn, die Leber im Kontext bei kardiochirurgischen Eingriffen mit anderen Risikofaktoren intensiver zu beleuchten, um Schäden frühzeitig zu erkennen und vermeiden bzw. behandeln zu können.

Welche Laborparameter lassen sich zur Beurteilung einer Leberschädigung heranziehen? Der Bilirubinserumwert wird in der Literatur häufig als Leitgröße für das Ausmaß einer Schädigung herangezogen (sieheKap. 1 u. 2). **Eine Hyperbilirubinämie wird bei 6,5 bis 20 % der Herzoperierten beschrieben und ist mit einer erhöhten Mortalität verbunden.** Die Hyperbilirubinämie ist u. a. die Folge von größeren postoperativen Komplikationen wie LOS mit inotroper Therapie, Einsatz der IABP, kardiogenem Schock oder Herzstillstand. Diese Patienten haben in Konsequenz längere Beatmungszeiten, verlängerte Intensiv- sowie Krankenhausaufenthalte, erhöhte Infektionsraten sowie eine deutlich erhöhte Mortalität.

Der Versuch, mit Risikoscores die Entwicklung einer Leberschädigung einzuschätzen, wurde mehrfach unternommen; so von Raman et al. die ein so genanntes „severe ischemic early liver injury" (SIELI) nach herzchirurgischen Eingriffen beschreiben. Es ist durch einen plötzlichen Anstieg des Serumwertes, ALT = GPT inner-

Tab. 17

Risikofaktoren für die Entwicklung einer abdominellen Komplikation nach kardiochirurgischen Eingriffen

Präoperativ:
- Alter
- Länger bestehende Herzinsuffizienz oder niedriges Herzzeitvolumen
- Niereninsuffizienz
- [Ulkusleiden, chronische Lungenerkrankungen, kürzlich erlittener Myokardinfarkt, Diabetes mellitus, peripher arterielle Verschlusskrankheit, Einsatz der Intraaortalen Gegenpulsation (IABP)]
- Art der kardiochirurgischen Intervention
- Notfall
- Reoperation
- Klappen- oder Kombinationseingriffe
- Herztransplantation
- Kardiopulmonaler Bypass
- Dauer des kardiopulmonalen Bypasses
- Cross-clamp-Zeit

Postoperativ:
- Low-cardiac-output-Syndrom, Einsatz von Inotropika, Vasopressoren oder der IABP
- Reoperation bei Blutungen
- Verlust des Sinusrhythmus
- Nierenversagen
- Beatmung > 24 Stunden
- ITS-Aufenthalt > 1 Tag
- (Erhöhtes Bilirubin, Laktat, Mediastinitis)

halb von 48 Stunden über 500 IU/l definiert. Frauen sind häufiger betroffen als Männer, Herzinsuffizienz, Diabetes mellitus, arterielle Hypertonie und eine langer kardiopulmonaler Bypass weitere Risikofaktoren. Diese Patienten boten auf der Intensivstation höhere zentrale Venen- (ZVD) und pulmonalarterielle Verschlussdrücke (PAOP), häufigere LOS, benötigten höhere Dosierungen von Vasokonstriktoren, Unterstützung mit IABP oder VAD sowie eine Nierenersatztherapie. Die betroffenen Patienten wurden nicht nur länger mechanisch beatmet, sondern hatten auch eine höhere Mortalität. Die SIELI-Kriterien ermöglichen kein Differenzierung zwischen „Überleben" und „Versterben".

Anhaltspunkte für die Pathogenese des postoperativen Leberversagens lassen sich am ehesten aus Krankheitsbildern ableiten, die „nichtoperativen" Verläufen entsprechen. So zeigten Studien Korrelationen im Verlauf der „ischämischen Hepatitis" (synonym „hypoxische Hepatitis") mit Krankheitsverläufen von Patienten, die an einer chronischen Herzinsuffizienz und besonders Rechtsherzproblemen litten. Weitere Studien beschreiben bei diesen Patienten deutlich erhöhte ZVD-Werte sowie verminderte Leberblutflüsse (867 ml/min).

Die Auswirkungen des kardiopulmonalen Bypasses auf die Splanchnikusdurchblutung ist in einer Vielzahl von tier- und humanexperimentellen Studien untersucht worden. Die Studien beschreiben bei „normaler" Hämodynamik und Bypasszeit zunächst unbeeinflusste Leber- und Darmdurchblutung. Geringe Veränderungen des Blutflusses in der Mukosa, den Lebersinus sowie Mikrozirkulationsstörungen in der Mukosa begünstigen jedoch das Auftreten einer Splanchnikusischämie. Bei einer Splanchnikusischämie treten trotz stabiler postoperativer Hämodynamik aufgrund dann aktivierter inflammatorischer Prozesse Veränderungen auf, welche die betroffenen Patienten wesentlich empfindlicher auf Schwankungen der Organdurchblutung – besonders Minderperfusion – reagieren lassen. Als Ursachen sind u. a. das schon beschriebene LOS, die künstliche Beatmung sowie der Einsatz von Vasokonstriktoren zu erwähnen.

Splanchnikusischämie, SIRS, Multiorganversagen

Auf der einen Seite stellt sich die Leber als ein „stabiles" Organsystem mit einer großen Potenz zur Regeneration dar, auf der andern Seite ist sie sehr empfindlich für die oben beschriebenen Veränderungen. Ischämien, SIRS und Multiorganversagen schädigen sie direkt und/oder indirekt.

Eine große Rolle – unabhängig von den oben beschriebenen abdominellen Komplikationen einer Herzoperation – spielt der Darm als „Motor" für die Entwicklung eines Multiorganversagens. Zur Begründung wird die Rolle des Magen-Darm-Traktes als Aktivator eines SIRS herangezogen.

Als Mechanismus wird das Auftreten einer Endotoxinämie vermutet, welche häufig mit einer Darmischämie in der frühen Phase nach Bypassbeginn verbunden ist. Die postulierte Darmischämie führt zu einer Translokation von Endotoxin (Lipopolysaccharid – LPS). Das LPS wird von Lipopolysaccharid-bindendem Protein (LBP) gebunden und stimuliert über Einwirkung auf die Makrophagen die Ausschüttung von TNF-α. Dieses wiederum aktiviert das Komplementsystem (C3a), Neutrophile und Lymphozyten sowie proinflammatorische Zytokine (z. B. Interleukin-1, -6 und -8). Die freigesetzten Mediatoren schädigen direkt das Endothel und führen gleichzeitig zur Funktionsbeeinträchtigung von entfernteren Organsystemen wie Herz, Nieren und Gehirn und verstärken so die Splanchnikusischämie; ein *Circulus vitiosus.*

Es muss aber auch in Erwägung gezogen werden, dass der extrakorporale Bypass (CPB) primär Mediatoren in z. B.

Herz oder Lunge aktiviert und Ischämien im Splanchni-
kusbereich die Folge dieser Liberation und der damit ver-
bundenen Freisetzung von vasoaktiven Substanzen sind.

5.1   Leberzirrhose in der Kardiochirurgie

Die Inzidenz von Patienten mit Leberzirrhose in der
Kardiochirurgie wird in der Literatur mit unter einem
Prozent angegeben. Eine Vielzahl von Untersuchungen
konnte belegen, dass Patienten mit präoperativ eingeschränkter Lebersyntheseleistung auf dem Boden einer
Leberzirrhose eine deutlich erhöhte perioperative Morbidität und Mortalität sowohl in der Abdominal- als
auch der Kardiochirurgie aufweisen. Auch **Patienten mit
nur milder Leberzirrhose und gering erhöhter Mortalität sind dabei durch eine deutliche Zunahme postoperativer Komplikationen gekennzeichnet.**

Die Mortalität in unserem eigenen Patientenkollektiv
mit 57 Patienten mit präoperativ bekannter Leberzirrhose betrug für Child A 15 % (n = 39), Child B 50 %
(n = 14) und Child C 100 % (n = 4).

Während in anderen Patientenkollektiven v. a. kardiale
Komplikationen die perioperative Mortalität bestimmen, ist das Spektrum der Komplikationen von Patienten mit Leberzirrhose sehr spezifisch und im Folgenden
kurz dargestellt:

Blutungskomplikationen
Eine erhöhte Blutungsneigung kann auch bei milder
Leberzirrhose aufgrund der häufig bestehenden Throm-
bozytopenie, Thrombozytenfunktionsstörung, vermin-
derter hepatischer Synthese von Gerinnungsfaktoren,
Fibrinolyse sowie portaler Hypertonie beobachtet wer-

den. Die extrakorporale Zirkulation mit deutlicher Beeinträchtigung sowohl der plasmatischen als auch der zellulären Hämostase, aber auch Hypothermie und Hämodiluation verschärfen die Situation. Schwere mediastinale Blutungen werden in ca. einem Drittel aller Patienten beobachtet, Blutverluste über die Drainagen sowie Transfusionsbedarf sind etwa dreimal so hoch im Vergleich zu lebergesunden Patienten. In bis zu 20 % aller Patienten kommt es zu signifikanten Blutungen im Bereich ösophagealer Varizen. Vor diesem Hintergrund scheint zum einen die präoperative Evaluation mittels ÖGD sowie ggfs. notwendiger Varizentherapie essenziell, insbesondere bei Patienten mit positiver Varizenanamnese oder fortgeschrittener Zirrhose. Zum anderen kommt der ausgiebigen intraoperativen chirurgischen Blutstillung und dem postoperativen Gerinnungsmanagement zur Reduktion des Blutverlustes sowie konsekutivem Blutersatz und Notwendigkeit der Reexploration eine wichtige Rolle zu (siehe Kap. 3).

Volumenbelastung

Bei Patienten mit Leberzirrhose kommt es postoperativ häufig zu einer exzessiven Volumenbelastung im Sinne von therapieresistenten Pleura- und Perikardergüssen, ausgeprägten peripheren Ödemen oder Aszites. Ursächlich dafür sind neben dem schlechten Ernährungszustand des Patienten eine Natriumretention sowie die portopulmonale Hypertonie. Im Rahmen ihrer Grunderkrankung entwickeln diese Patienten häufig ein hepatorenales Syndrom mit eingeschränkter Nierenfunktion und Volumenretention. Neben der diuretischen Therapie mittels Schleifendiuretika oder Aldosteronantagonisten werden daher häufig Pleura- oder Aszitespunktion sowie Nierenersatzverfahren notwendig.

Infektionen

Zusätzlich zeigt sich bei Patienten mit Leberzirrhose eine erhöhte Infektionsgefahr bei kompromittierter Immunlage und schlechtem Ernährungszustand, so dass sich v. a. eine erhöhte Rate an Wundinfektionen, Mediastinitis und Sepsis beobachten lässt. Eine erhöhte Re-Explorationsrate prädisponiert darüber hinaus zu Wundheilungsstörungen.

Gastrointestinale Komplikationen

Postoperativ kann eine deutlich erhöhte Inzidenz nicht nur des akuten Leberversagens, sondern auch anderer gastrointestinaler Komplikationen einschließlich ischämischer Colitis, Pankreatitis, Ileus oder Cholecystolithiasis beobachtet werden.

Kardiale Komplikationen

Auch wenn die Leberzirrhose sekundäre kardiale und hämodynamische Effekte verursacht und somit den perioperativen Verlauf beeinflussen kann, z. B. durch eine zirrhotische Kardiomyopathie, eine pulmonale Hypertonie, Perikardergüsse etc., sind primär kardiale Komplikationen im Sinne myokardialer Infarzierungen oder eines Low-output-Syndroms eher selten und meist sekundär im Rahmen eines Multiorganversagens anzusehen. Übereinstimmend ist die präoperative linksventrikuläre Ejektionsfraktion kein Risikofaktor für eine erhöhte Mortalität in diesem Patientenkollektiv.

Präoperative Risikostratifizierung

Die Risikoevaluation von Patienten mit Leberzirrhose vor kardiochirurgischen Eingriffen unter Einsatz der extrakorporalen Zirkulation ist in der Herzchirurgie ein noch nicht hinreichend gelöstes Problem. Aufgrund der geringen

Anzahl von Patienten mit Leberzirrhose, die sich einem kardiochirurgischen Eingriff unterziehen, wurden diesbezüglich bisher nur wenige Daten publiziert.

Risikofaktoren
Aufgrund der sehr hohen perioperativen Mortalität kommt der präoperativen Patientenevaluation und -selektion eine wichtige Rolle zu. Folgende Faktoren konnten in mehreren Studien als unabhängige Risikofaktoren für die perioperative Mortalität eruiert werden:
- Gesamtbilirubin
- Cholinesterase
- Dauer des kardiopulmonalen Bypasses
- Euroscore
- Notfalleingriff
- Thrombozytenzahl

Unsere eigenen Erfahrungen mit 57 Patienten mit Leberzirrhose zeigten eine Überlegenheit des MELD-Scores gegenüber der Child-Pugh-Klassifikation und dem Euroscore. Ebenso konnte nachgewiesen werden, dass Patienten mit einem MELD-Score größer 13,5 ein signifikant höheres und **Patienten mit einem Wert kleiner 13,5 ein signifikant niedrigeres Risiko bezüglich Hospital- und Gesamtmortalität aufweisen.** Ein MELD-Score > 14 stellt daher aus unserer Sicht eine Kontraindikation zum elektiven kardiochirurgischen Eingriff dar.

5.2 Rechtsherzinsuffizienz in der Kardiochirurgie

In der Literatur existiert keine allgemeingültige Definition der Rechtsherzinsuffizienz. Als manifeste Rechtsherzinsuffizienz kann jedoch ein Zustand mit einem erhöhten rechtsventrikulären Füllungsdruck (ZVD > 10 mmHg) in Ruhe und/oder einem erniedrigten Herzzeitvolumen (CI $\leq$ 2,5 l/min/m^2) infolge einer einge-schränkten rechtsventrikulären Funktion verstanden werden. Ein verminderter rechtsventrikulärer Füllungs-druck durch Volumenmangel ist dabei auszuschließen.

Epidemiologie und Ätiologie
Ein akutes rechtsventrikuläres Versagen mit konsekutiver Leberstauung tritt bei 0,04 – 1 % aller Patienten nach kar-diochirurgischen Eingriffen, in 2 – 3 % nach Herztrans-plantation und 20 – 30 % nach LVAD-Implantation. Die akute therapierefraktäre Rechtherzinsuffizienz ist mit einer Hospitalmortalität von bis zu 75 % vergesellschaftet.

Eine Übersicht über mögliche Ursachen gibt Tabelle 18.

Therapie
Oberste Priorität bei der Therapie der akuten Rechts-herzinsuffizienz hat die Beseitigung kausaler Auslöser. So sollte im Falle einer Lungenembolie zwischen Antikoa-gulation, Lysetherapie und chirurgischem Vorgehen je nach hämodynamischer Situation abgewogen werden. Bei rechtsventrikulärer Infarzierung bieten sich je nach Konstellation interventionelle Verfahren oder die chirur-gische Koronarrevaskularisation an.

Nach der aktuellen S3-Leitlinie zur intensivmedizinischen Versorgung herzchirurgischer Patienten „Hämodyna-misches Monitoring und Herz-Kreislauf-Therapie" emp-fiehlt sich zur Überwachung der Therapie ein erweitertes hämodynamisches Monitoring. Rechtsherzkatheterisie-rung und transösophageale Echokardiographie scheinen dabei gleichwertige diagnostische Methoden darzustellen. Der Rechtsherzkatheter bietet dabei den Vorteil des kon-tinuierlichen Verfahrens, birgt aber aufgrund seines inva-

Tab. 18

Ursachen des akuten Rechtsherzversagens in der Kardiochirurgie

Pathophysiologie	Ätiologie
Vorbestehende rechts-ventrikuläre Funktions-störung	• Pulmonale Hypertonie • Koronare Herzerkrankung • Klappenerkrankungen
Rechtsventrikulärer Myokardinfarkt	• Koronare Embolie (Luft, Thrombus) • Thrombotischer Verschluss • Bypass-Verschluss
Postoperative rechts-ventrikuläre Funktions-störung-	• Lange kardiopulmonale Bypasszeit • Suboptimale Myokardpro-tektion • Ischämie-Reperfusions-Schaden
Postoperative Pulmonale Hypertonie	• Vorbestehende PHT • Lungenembolie • Linksherzversagen • Massivtransfusion
Dynamische Obstruktion des RVOT	• Volumenmangel • Hochdosierte Katechol-amintherapie
Volumenüberladung des rechten Ventrikels	• Schwere Trikuspidalinsuffi-zienz • Ausgeprägte Transfusions-/Infusionsgabe
Transplantation	• PHT • Lange Ischämiezeit • Akute Abstoßung • Obstruktion der Pulmonal-arterie an der Anastomose
Perikardkonstriktion	• Perikardtamponade/-erguss

siven Charakters auch mögliche Komplikationen. Abhängig vom Befund der Echokardiographie bzw. des Rechtsherzkatheters ergibt sich ein in der S3-Leitlinie zur intensivmedizinischen Versorgung herzchirurgischer Patienten publizierter Algorithmus (siehe Abb. 6).

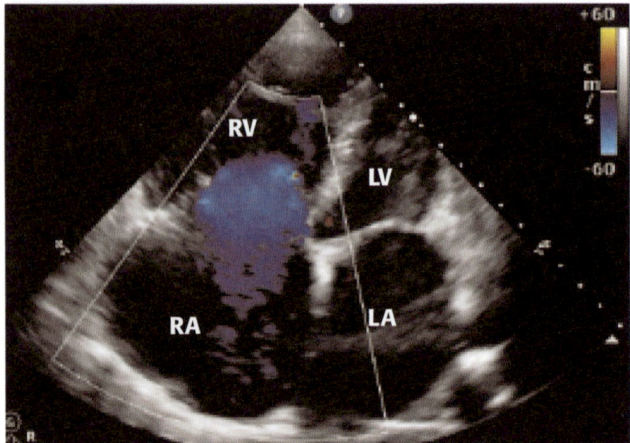

Abb. 4: Ausgeprägte Rechtsherzinsuffizienz mit massiv dilatiertem rechtem Vorhof aus hochgradiger Trikuspidalinsuffizienz. (RA = rechter Vorhof, RV = rechter Ventrikel, LA = linker Vorhof, LV = linker Ventrikel)

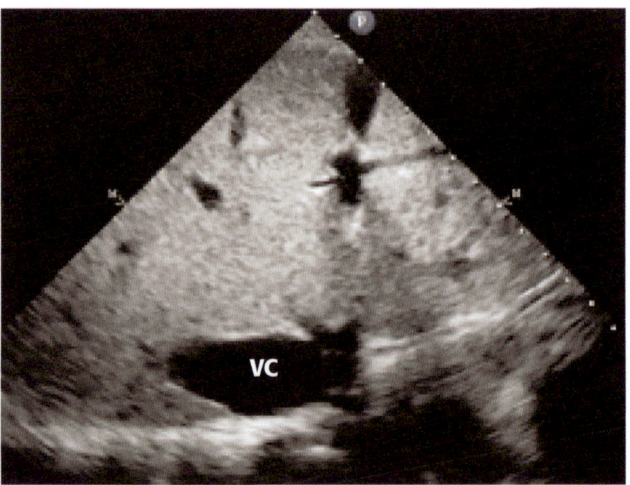

Abb. 5: Ausgeprägte Rechtsherzinsuffizienz mit erweiterter V. cava inferior und Lebervenenstauung. (VC = Vena cava)

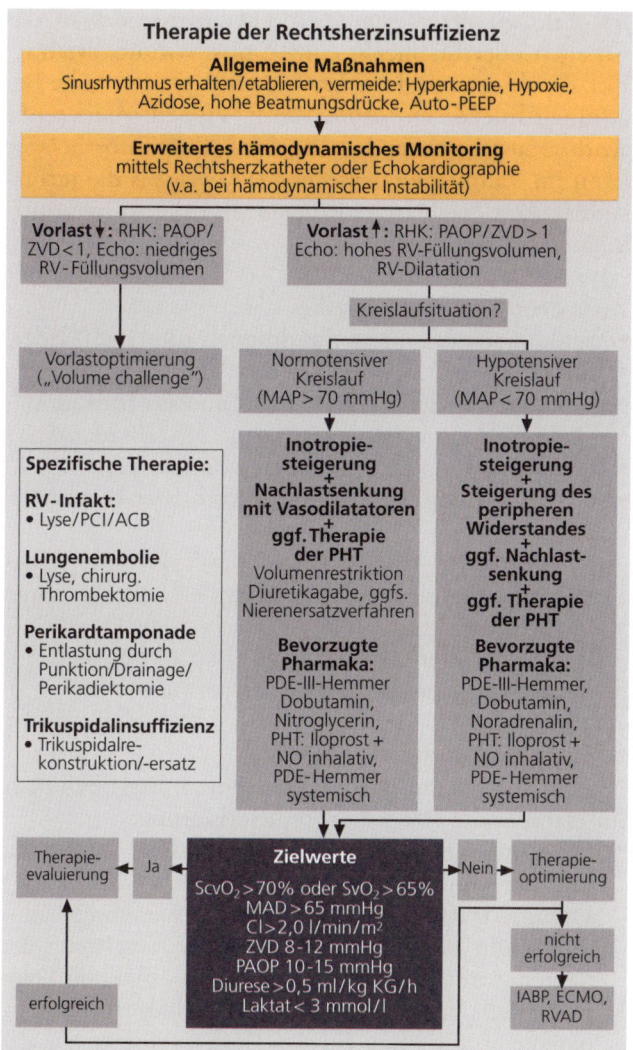

Therapie der Rechtsherzinsuffizienz

Allgemeine Maßnahmen
Sinusrhythmus erhalten/etablieren, vermeide: Hyperkapnie, Hypoxie, Azidose, hohe Beatmungsdrücke, Auto-PEEP

Erweitertes hämodynamisches Monitoring
mittels Rechtsherzkatheter oder Echokardiographie
(v.a. bei hämodynamischer Instabilität)

Vorlast↓: RHK: PAOP/ZVD < 1, Echo: niedriges RV-Füllungsvolumen

Vorlast↑: RHK: PAOP/ZVD > 1 Echo: hohes RV-Füllungsvolumen, RV-Dilatation

Kreislaufsituation?

Vorlastoptimierung („Volume challenge")

Normotensiver Kreislauf (MAP > 70 mmHg)

Hypotensiver Kreislauf (MAP < 70 mmHg)

Spezifische Therapie:

RV-Infakt:
• Lyse/PCI/ACB

Lungenembolie
• Lyse, chirurg. Thrombektomie

Perikardtamponade
• Entlastung durch Punktion/Drainage/ Perikadiektomie

Trikuspidalinsuffizienz
• Trikuspidalrekonstruktion/-ersatz

Inotropiesteigerung
+
Nachlastsenkung mit Vasodilatatoren
+
ggf. Therapie der PHT
Volumenrestriktion Diuretikagabe, ggfs. Nierenersatzverfahren

Bevorzugte Pharmaka:
PDE-III-Hemmer Dobutamin, Nitroglycerin, PHT: Iloprost + NO inhalativ, PDE-Hemmer systemisch

Inotropiesteigerung
+
Steigerung des peripheren Widerstandes
+
ggf. Nachlastsenkung
+
ggf. Therapie der PHT

Bevorzugte Pharmaka:
PDE-III-Hemmer, Dobutamin, Noradrenalin, PHT: Iloprost + NO inhalativ, PDE-Hemmer systemisch

Therapieevaluierung ← Ja

Zielwerte
$ScvO_2 > 70\%$ oder $SvO_2 > 65\%$
MAD > 65 mmHg
CI > 2,0 l/min/m²
ZVD 8-12 mmHg
PAOP 10-15 mmHg
Diurese > 0,5 ml/kg KG/h
Laktat < 3 mmol/l

Nein → Therapieoptimierung

erfolgreich

nicht erfolgreich

IABP, ECMO, RVAD

Abb. 6: Algorithmus zur Therapie der Rechtsherzinsuffizienz

Im Rahmen des allgemeinen Therapieregimes ist das Erhalten oder Etablieren eines Sinusrhythmus wichtig. Darüber hinaus sind bei beatmeten Patienten hohe Beatmungsdrücke, ein Auto-PEEP, Hyperkapnie sowie Azidose zu vermeiden. Eine optimale Respiratortherapie kann im Rahmen eines Rechtsherzversagens die rechtsventrikuläre Nachlast reduzieren und die rechtsventrikuläre Vorlast steigern.

Ziele der Therapie sind dabei v. a.:
- Senkung eines erhöhten pulmonalvaskulären Widerstandes
- Verbesserung der myokardialen Sauerstoffzufuhr
- Senkung des myokardialen Sauerstoffverbrauches
- Gewährleistung einer adäquaten Vorlast
- Gewährleistung eines adäquaten koronaren Perfusionsdrucks

Die Therapie beinhaltet damit folgende Grundelemente:
- Vorlastoptimierung
- Inotropiesteigerung
- Behandlung einer pulmonalen Hypertonie (s. Kap. 4.3).

Vorlastoptimierung
Nach hämodynamischem Monitoring mittels Echokardiographie oder Rechtsherzkatheterisierung:
- Echokardiographisch rechtsventrikuläre Dilatation und/oder linksseitige Füllungsdrücke > rechtsseitige Füllungsdrücke (PAOP/ZVD > 1) ⇒ vorsichtige Volumenzufuhr (volume challenge) unter Beachtung der hämodynamischen Auswirkungen. So sollte die Volumenzufuhr bei einem deutlichen Anstieg der Vorlastparameter, die ohne einen adäquaten Effekt auf das Herzzeitvolumen oder den systemischen Blutdruck

bleiben, beendet werden. Hier besteht die Gefahr einer konsekutiven Kontraktilitätsabnahme bei Überschreiten der optimalen Vorlast.

- Echokardiographisch niedriges rechtsventrikuläres Füllungsvolumen und/oder linksseitige Füllungsdrücke < rechtsseitige Füllungsdrücke (PAOP/ZVD < 1) ⇒ Volumenrestriktion, ggfs. Diuretikagabe (Furosemid i.v.) oder Nierenersatzvrerfahren (Hämofiltration/Hämodialyse).

Inotropiesteigerung

- PDE-III-Inhibitoren (Milrinon [Corotrop®]): Mittel der ersten Wahl, wenn MAP > 60 mmHg; keine Vasokonstriktion (wie beim Einsatz von Dopamin/Adrenalin), vielmehr Vasodilatation, v. a. pulmonal; kaum Arrhythmieneigung, geringe Steigerung des myokardialen Sauerstoffverbrauchs. CAVE: bei Bolusinjektion und Hypovolämie/Hypotonie.
- Dobutamin: Mittel der ersten Wahl, wenn MAP < 60 mmHg.
- Adrenalin: bei insuffizienter hämodynamischer Stabilisierung indiziert, ggfs. als Kombinationspartner für Milrinon (cAMP ↑), ggfs. in Kombination mit Nitroglycerin (abhängig vom Gefäßwiderstand).
- Noradrenalin: bei Hypotension zur Aufrechterhaltung einer ausreichenden Koronarperfusion, CAVE: Erhöhung des pulmonalen Widerstandes.

Mechanische Unterstützungssysteme

Indikation: Versagen der medikamentösen Therapie
- IABP: Erhöhung der Koronarperfusion, erniedrigte Nachlast
- ECMO veno-arteriell
- RVAD: einzelne Fallberichte, Überleben 0–54 %

5.3   Postoperative Pulmonale Hypertonie (PHT)

Eine pulmonale Hypertonie liegt nach der ESC-Definition vor, wenn in Ruhe ein pulmonaler Mitteldruck von 25 mmHg oder bei Belastung von 30 mmHg überschritten wird. Diese Werte gehen zurück auf eine WHO-Definition aus dem Jahre 1975.

Pulmonale Hypertonie und Leber

Die postoperative Pulmonale Hypertonie ist eine gefürchtete Komplikation nach einer Vielzahl von chirurgischen Eingriffen. Tab. 10 gibt einen Überblick über Eingriffe mit erhöhtem Risiko für das Auftreten einer postoperativen PHT.

Zum einen findet sich bei Patienten mit portaler Hypertonie nicht selten eine sekundäre pulmonale Hypertonie, auch als portopulmonale Hypertonie bezeichnet. Die Pathogenese der portopulmonalen Hypertonie ist noch nicht eindeutig geklärt. Als ursächliche Faktoren werden v. a. eine Irritation des Gefäßendothels aufgrund gestei-

Tab. 19

Eingriffe mit erhöhtem Risiko für das Auftreten einer postoperativen PHT

Herz-Thorax-Chirurgie
- Klappeneingriffe (Mitraleingriffe > Aorteneingriffe)
- Kombinationseingriffe
- Lungentransplantation (v. a. bei PHT als Grunderkrankung)
- Herztransplantation
- LVAD-Implantation
- Korrektur kongenitaler Herzvitien (VSD > ASD)
- Lungenresektion (Pneumektomie > Lobektomie)

Andere
- Lebertransplantation (portopulmonale Hypertonie)
- Nierentransplantation (v. a. bei längerfristiger Hämodialyse)

gerter Lungenperfusion als auch Mikrothromben kleiner Lungenarterien diskutiert. Im Rahmen einer akuten, aber auch chronischen pulmonalen Hypertonie kommt es häufig zu einer akuten Rechtsherzinsuffizienz bzw. einem Cor pulmonale mit konsekutiver Leberstauung.

Therapie

Basistherapie der postoperativen PHT

- Optimierung des Volumenhaushaltes:
  - → Volumentherapie nach ZVD, besser nach Echokardiographie oder erweitertem Hämodynamikmonitoring mittels Rechtsherzkatheter
  - → ggfs. Diuretikagabe
  - → frühzeitig Nierenersatzverfahren (Hämofiltration, Hämodialyse) erwägen
- Optimierung des Elektrolythaushalts: Korrektur von Azidose, Hypoxie, Anämie, Hyperkapnie
- Aufrechterhaltung der systemischen Hämodynamik:
  - → suffizienter arterieller Mitteldruck > pulmonaler Mitteldruck
- Optimierung des Herzzeitvolumens: u. U. mit Einsatz von Inotropika, Herzindex (CI) > 2 l/min/m²
- Reduktion der rechtsventrikulären Nachlast:
  - → Vermeidung von systemischen Vasodilatatoren, da Hypotoniegefahr + Dilatation nicht gut ventilierter Lungenareale ⇒ Verschlechterung des Ventilations-Perfusions-Verhältnisses
  - → Einsatz pulmonaler Vasodilatatoren, bevorzugt inhalative Präparate (NO, Prostanoide), da kaum systemische Wirkung
  - → Ggfs. Kombinationstherapie, additive Effekte durch Beeinflussung unterschiedlicher Pathomechanismen, z. B. inhalatives Iloprost + Tadalafil.

Spezifische medikamentöse Therapie der PHT
Beispiel eines Stufenschemas
1. Iloprost inhalativ
2. Tadalafil p.o.
3. NO inhalativ

Iloprost kann inhalativ seine Wirkung direkt an den prä-kapillären pulmonalen Widerstandsgefäßen erzielen, da diese allseits von alveolären Oberflächen umgeben sind. Es wird eine weitgehend pulmonal selektive Wirkung erreicht ohne eine ohne klinisch relevante Senkung des systemischen Blutdrucks. Außerdem erreicht die Substanz bevorzugt gut belüftete Lungenareale (intrapulmonale Selektivität).

Tadalafil (Cialis®). Wirkstoffklasse: Phosphodiesterase-5-Hemmer (im Vergleich zu Sildenafil Vorteil der längeren Halbwertszeit ≈ 17,5 h). *Dosierung:* 20 mg p.o. /24 h.

Beatmung mit **Stickstoff (NO)**. *Dosierung:* 5 – 40 ppm
Allgemeines
- NO ist der stärkste körpereigene Vasodilatator
- Durch inhalative Gabe kaum systemische Wirkung (bei Eintitt ins Gefäßlumen Inaktivierung durch Bindung an Hämoglobin = pulmonale Selektivität)
- Bevorzugte Wirkung in gut ventilierten Arealen der Lunge = Verbesserung des Perfusions-Ventilations-Verhältnisses
- Kein Effekt bei normaler pulmonaler Zirkulation
Nachteile der Therapie mit NO
- Spezielle Inhalations-/Beatmungsgeräte erforderlich
- Toxische Produkte (NO_2, Peroxynitrit)
- Beeinträchtigung der Surfactant-Wirkung, lokale immunsuppressive Wirkung

- Rebound-Phänomen mit Gefahr der akuten Dekompensation bei Absetzen (Inhibition der körpereigenen NO-Synthese)
- Non-Responder (etwa 30 %)
- Methämoglobinbildung
- Hemmung der Thrombozytenaggregation.

5.4 Perikarderguss/-tamponade

Pathophysiologie

- Physiologisch befinden sich 20–50 ml Plasmaultrafiltrat im Perikard.
- Das Perikard ist nur sehr begrenzt nachgiebig.

Tab. 20

Ätiologie des Perikardergusses
Iatrogen
▪ Nach herzchirurgischen Eingriffen
▪ Anlage zentralvenöser Katheter
▪ Schrittmacheranlage
▪ Koronarintervention
▪ Radiatio
Neoplasien (> 50 % aller Tamponaden, durch infiltratives Wachstum oder Metastasierung)
▪ Bronchial-, Mamma-, Ösophagus-Ca, Leukämie, Lymphome
Infektionen
▪ Bakteriell: Staph. aureus, M. tuberculosis, etc.
▪ Viral: HIV, Coxsackie, Echo-Viren, Herpes
▪ Pilze: Histoplasma capsulatum, etc.
Trauma
▪ In etwa 2 % aller Patienten mit Thoraxtrauma
Systemerkrankungen (immunologisch)
▪ Lupus erythematodes, Rheumatoide Arthritis
Myokardinfarkt
▪ Dressler-Syndrom, Ventrikelruptur
Medikamentös-induziert
▪ Hydralazin, Isoniazid, Minoxidil, etc.

- Anhand der Druck-Volumen-Kurve ist ersichtlich, dass ab einer kritischen Grenze nur geringe zusätzliche Ergussmengen eine dramatische intraperikardiale Druckerhöhung mit Tamponadesymptomatik zur Folge haben.
- **Bei akuten Verläufen reichen häufig 150 – 200 ml zur Tamponade, bei chronischen Verlaufen können auch Ergüsse bis zu 3.000 ml ohne hämodynamische Relevanz bleiben.**
- Folge des erhöhten intraperikardialen Druckes ist eine Behinderung der diastolischen Ventrikelfüllung (zunächst rechtsseitig, später aber auch linksseitig) ⇒ Vermindertes systolisches Schlagvolumen ⇒ Low-cardiac-output.

Perikardtamponade und Leber

Eine erhöhte Blutungsneigung kann auch bei milder Leberzirrhose aufgrund der häufig bestehenden Thrombozytopenie, Thrombozytenfunktionsstörung, verminderter hepatischer Synthese von Gerinnungsfaktoren, Fibrinolyse sowie portaler Hypertonie beobachtet werden, so dass auch eine erhöhte Inzidenz von Blutungen in das Perikard mit konsekutiver Tamponade besteht. Darüber hinaus kommt es postoperativ häufig zu einer exzessiven Volumenbelastung im Sinne von therapieresistenten Pleuraergüssen, Perikardergüssen, ausgeprägten peripheren Ödemen oder Aszites. Ursächlich dafür sind neben dem schlechten Ernährungszustand des Patienten eine Natriumretention sowie die portopulmonale Hypertonie. Im Rahmen ihrer Grunderkrankung entwickeln diese Patienten häufig ein hepatorenales Syndrom mit eingeschränkter Nierenfunktion. Auf der anderen Seite führt eine Rückstau vor dem rechten Herzen zu einer Hepatomegalie, einer Cirrhose cardiaque sowie Aszites.

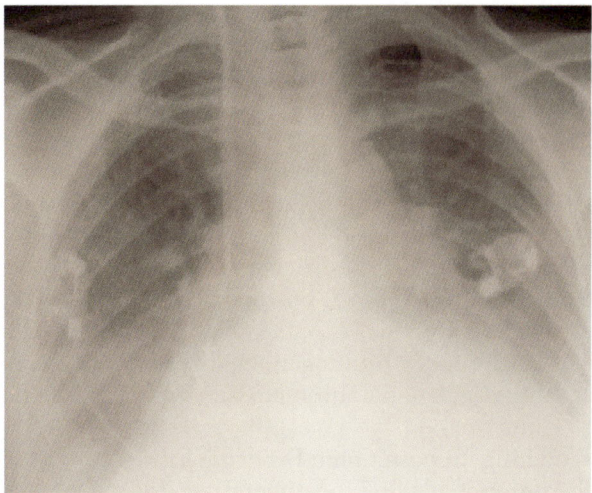

Abb. 7: Thorax-Röntgenaufnahme einer Perikardtamponade: typische zeltförmige Herzkonfiguration.

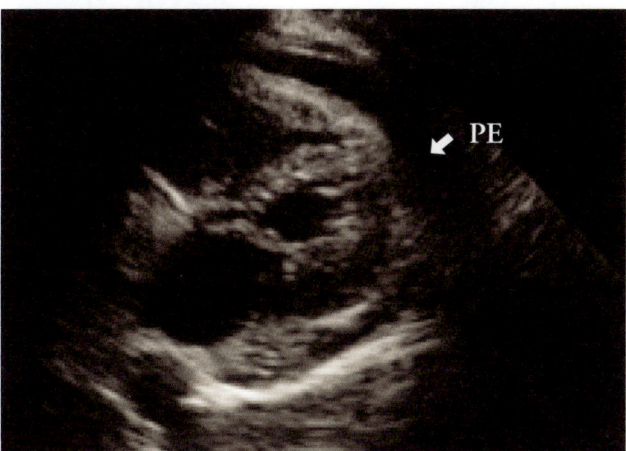

Abb. 8: Zweidimensionale echokardiographische Abbildung eines Perikardergusses (PE) bei einem postoperativen herzchirurgischen Patienten.

Perikarderguss/-tamponade
nach kardiochirurgischen Eingriffen

Allgemein
- Perikardergüsse in bis zu 85 % aller Patienten
- Häufig atypische Lokalisation (posterior) aufgrund von Thrombenbildungen und Adhäsionen⟹ weniger hämodynamische Zeichen, echokardiographisch schwierig zu diagnostizieren

Frühtamponade (1.–7. postoperativer Tag)
- Inzidenz 1–6 %
- Ursache meist Blutungen, häufiger bei präoperativer Antikoagulation (Thrombozytenaggregationshemmer, Cumarine)
- Häufig im posterioren Bereich lokalisiert

Spättamponade (> 7. postoperativer Tag)
- Inzidenz: 0,1–2,6 %
- Signifikant höhere Mortalität als Frühtamponade (19 %)

Klinik
Rückstau des Blutes vor dem rechten Herzen
- ⟹ prall gefüllte Hals-/Zungengrundvenen
- Kussmaul-Zeichen: paradoxer inspiratorischer Anstieg des Jugularvenendruckes
- Leberstauung

Low-cardiac-output
- Körperliche Schwäche, Belastungsdyspnoe
- Kardiogener Schock: Tachykardie, Hypotension
- Herzrhythmusstörungen, v. a. supraventrikulär
- Oligurie/Anurie
- Pulsus paradoxus: inspiratorische Abnahme des Blutdrucks > 10 mmHg
- Auskultation: leise Herztöne

Diagnostik

- Methode der ersten Wahl: Echokardiographie: ab 50 ml Erguss sehr sensitiv
  → Kleiner Erguss: < 100 ml, < 10 mm Tiefe, posterior
  → Mittelgroßer Erguss: 100 – 400 ml
  → Großer Erguss: > 400 ml
- Rö-Thorax: verbreitertes Mediastinum (Dreiecksform, Bocksbeutelform) ohne Zeichen der pulmonalen Stauung (DD Dilatation)
- EKG: Niedervoltage, ST-Strecken- oder T-Wellen-Veränderungen
- Hämodynamik: ZVD erhöht, übersteigerte negative x-Welle, verminderte oder fehlende negative y-Welle.

Therapie

- Hämodynamische Stabilisierung
- Chirurgische Dekompression

Hämodynamische Stabilisierung

→ Volumengabe, um diastolische Füllung zu verbessern, hohe ZVD-Werte tolerieren
→ Positive Inotropie
→ Hohe PEEP-Drücke vermeiden

Dekompressionsverfahren

Perikardiozentese = Entlastung durch perkutane Punktion

→ Bei internistischer Grunderkrankung Methode der Wahl
→ Zugangsweg der ersten Wahl: subxyphoidal
→ Lagerung: halbsitzend (Zusammenlaufen des Ergusses anterior und inferior), Verstärkung der Lendenlordose

→ Punktionsort: Larrey-Punkt (Winkel zwischen dem Proc. xyphoideus und Knorpel der 7. Rippe)

→ Punktion unter ständiger Aspiration, wenn möglich unter Echokardiographie-/EKG-Kontrolle

Thorakotomie

→ Re-Thorakotomie in der frühen Phase nach kardiochirurgischen Eingriffen Methode der Wahl, bei hämodynamischer Instabilität auch auf der Intensivstation

Perikardiotomie mit Drainageeinlage

→ Therapie der Wahl in der späten postoperativen Phase in der Herzchirurgie

→ Pericardiotomie inferior (nach Sauerbruch und Fuchsig) oder durch laterale Minithorakotomie

6 Leberprobleme in der Hämato-Onkologie

Die Indikation einer intensivmedizinischen Betreuung eines hämato-onkologischen Patienten mit lebensbedrohlichen Leberfehlfunktionen ist hauptsächlich von der Prognose seiner Grunderkrankung abhängig. In der Regel ergeben sich vor einer Aufnahme auf eine Intensivstation zwei Fragen, **Erstens: Ist die unterliegende Grunderkrankung kurativ zu behandeln und kann durch eine Tumortherapie eine Remission erzielt werden,** die dem Patienten eine mittel- bis langfristige Aussicht auf ein zufriedenstellendes Leben ermöglicht? Oder ist zweitens **die hepatische Fehlfunktion Ausdruck einer iatrogenen Maßnahme** und kann dem Patienten durch eine intensivierte Behandlung geholfen werden, eine adäquate Lebensqualität zurückzuerlangen? Falls diese Voraussetzungen gegeben sind, sollte eine intensivmedizinische Betreuung in Betracht gezogen werden.

Im Folgenden sollen hämato-onkologische Probleme der Leberfunktion beschrieben werden, die zu einer Aufnahme in eine Intensivstation führen können.

6.1 Einfluss von Tumoren auf die Leberfunktion

Leberprobleme sind bei Patienten mit hämato-onkologischen Erkrankungen häufig anzutreffen. Dabei muss zwischen einer direkten Tumorinfiltration und indirekten Einflüssen der zugrunde liegenden Neoplasie unterschieden werden. Tumore, die in oder in der Nachbarschaft der Leber bzw. der Gallengänge wachsen, beeinträchtigen die Leberfunktion entweder durch den relativen Rückgang bzw. die Verdrängung des funktionellen Leberparenchyms oder durch eine Obstruktion der intra- oder extrahepatischen Gallenwege. Darüber hinaus stellt die Pfortaderthrombose, hervorgerufen durch eine direkte Tumorinfiltration oder durch eine tumorinduzierte Thrombophilie einen weiteren Faktor dar, so dass das verbleibende gesunde Lebergewebe nicht mehr ausreichend versorgt und somit eine Dekompensation der Leberfunktion verursacht wird.

Ein seltenes, ausschließlich dem Nierenzellkarzinom zugeordnetes paraneoplastisches Syndrom, das „Stauffer-Syndrom", ist durch erhöhte Cholestasewerte, eine verlängerte PTT und durch eine Hepatomegalie ohne direkte Tumorinfiltration beschrieben worden.

Weiterhin sezernieren einige Tumore humorale und immunologische Mediatoren wie z. B. Kolonie-stimulierende Faktoren, Interleukin 1 und 6, die so zu Leberfunktionsstörungen beitragen. Letztendlich beeinträchtigen Neoplasien durch Produktion von Zytokinen wie Il-6 und TNF-α, die mit im Serum erhöhten Akute-Phase-Proteinen, Fieber und Tumorkachexie einhergehen, den Metabolismus vieler Medikamente durch eine Inaktivierung des Cytochrom P450 (CYP) 3A4 mittels einer Verminderung der Transkription des korrespondierenden Gens. **Da CYP3A4 in den Stoffwechsel von etwas mehr als der Hälfte aller zur Verfügung stehenden Chemotherapeutika eingebunden ist, liegt hier ein wesentlicher Faktor der Chemotherapie-induzierten Hepatotoxizität.** Die Inhibierung dieses Zytochroms kann im Zweifel durch einen Erythromycin-Atemtest objektiviert werden. Ferner scheinen die durch die Entzündung gebildeten Zytokine auf die Regulation und Expression von Medikamententransporter-Systemen und somit direkt auf die Clearance vieler Chemotherapeutika Auswirkungen zu haben. **Im Falle** einer vorhandenen adäquaten, möglichst interdisziplinären Therapie der zugrunde liegenden Erkrankung in Zusammenarbeit mit der onkologischen Chirurgie, der Strahlentherapie, der internistischen Onkologie und im gegebenen Fall der Intensivmedizin können auch schwere Leberfunktionseinschränkungen durchaus reversibel sein.

6.2 Einfluss von patientenspezifischen Faktoren und Begleitmedikation

Leberprobleme bei hämato-onkologischen Patienten resultieren nicht alleine aus der zugrunde liegenden Erkrankung und deren spezifischen Therapiemaßnahmen, sondern ergeben sich häufig aus multiplen Nebenwirkungen verschiedener supportiver Arzneimittel. Hier sind in erster Linie Antibiotika, Analgetika, Antiemetika oder Antipyretika zu erwähnen. Zuvor bestehende medizinische Probleme, Immunsuppressiva, Hepatitiden, andere Infektionskrankheiten, Mangelernährung oder begleitende parenterale Ernährung sind zusätzlich prädisponierende Faktoren, die zu einer Leberfehlfunktion führen können.

Außerdem beeinflusst der ehemalige Lebenswandel des Patienten die Wahrscheinlichkeit, Leberkomplikationen zu entwickeln und zu verarbeiten. Rauchen verändert die Funktion von Leberenzymen und damit den Metabolismus und die Clearance von Chemotherapeutika wie z. B. Irinotecan und Erlotinib und determiniert häufig Begleiterkrankungen, die eine erfolgreiche intensivmedizinische wie auch antineoplastische Behandlung kompromittieren können.

Chronischer Alkoholabusus ist einer der häufigsten Gründe für erhöhte Leberenzyme und sollte damit in die prognostische Risikoabschätzung mit einfließen. Ebenso ist die weltweit zunehmende Adipositas ein zunehmend wichtiges Problem. Die „nichtalkoholische Steatohepatitis" (NASH) betrifft mittlerweile 25 bis 35 % der normalen und 90 % der adipösen Bevölkerung. Ungefähr zehn Prozent dieser Menschen haben eine NASH, die zu einer Leberfehlfunktion unter Chemotherapie prädisponiert.

6.3 Chemotherapie-induzierte Hepatotoxizität

Die meisten Chemotherapeutika sind – wenn auch reversibel – potenziell hepatotoxisch. Die häufigsten Nebenwirkungen beruhen auf einer Idiosynkrasie und sind damit individual-spezifischen Eigenschaften unterworfen, die den Schweregrad und die Reversibilität der hervorgerufenen Schädigung bestimmen. Die meisten Chemotherapeutika werden von den Patienten gut vertragen. Jedoch besitzen einige Medikamente spezifische Lebernebenwirkungen.

Eine schwerwiegende Komplikation der Hochdosischemotherapie ist die toxische Venenverschlusskrankheit (VOD) der Leber, die im Wesentlichen nach Transplantation hämatopoietischer Stammzellen (HSZT) auftritt, wobei die Inzidenz nach allogener größer als nach autologer HSZT ist. Die VOD ist durch einen Ikterus, eine schmerzhafte Hepatomegalie und eine Gewichtszunahme durch Wasserretention gekennzeichnet. In den 1990er-Jahren lag die Inzidenz dieser lebensbedrohlichen Komplikation mit bis zu 10–25 % deutlich höher als heute. Durch Intensitäts- und toxizitätsreduzierte Konditionierungsregime sowie verbesserter supportiver Therapie wird diese Komplikation immer seltener und ist heute deutlich unter einer Inzidenz von fünf Prozent anzusiedeln. Allerdings liegt bei schweren Formen die Mortalität bei bis zu 90 %.

Die Tabelle 21 zeigt Chemotherapeutika, die mit Leber-fehlfunktionen assoziiert wurden; einige häufig ge-brauchte Chemotherapeutika mit assoziierter Leber-toxizität werden im Folgenden aufgeführt.

Methotrexat (MTX)

Der Folsäureantagonist MTX ist dafür bekannt, regel-mäßig verschiedene Formen einer Hepatotoxizität in Form einer Nekrose, Zirrhose, Steatose oder periportalen Fibrose zu induzieren. Deshalb sollten die Leberwerte im Serum routinemäßig gemessen werden. Im Wesentlichen wird die Muttersubstanz unverändert im Urin ausgeschie-den. Ein kleiner Teil wird hydroxyliert oder in Polygluta-mat-Derivate metabolisiert; Leberzellen scheinen diese Polyglutamate langfristig zu speichern und können somit die Lebertoxizität miterklären. Erhöhte Transaminasen kommen in höher dosierten Therapieschemata häufiger vor, wogegen in den niedrig dosierten chronischen Appli-kationsformen zirrhotische oder fibrotische Veränderun-gen des Lebergewebes vorherrschen. Die gesamte MTX-induzierte Hepatopathie scheint mit einem erhöhten Body-Mass-Index (BMI) assoziiert zu sein. Bei Patienten mit Aszites oder Pleuraergüssen ist das Verteilungsvolu-men dieser Substanz erheblich erhöht, und es kommt im Allgemeinen zu einer vermehrten Toxizität.

Oxaliplatin

Oxaliplatin ist ein Platinderivat, das in der adjuvanten wie in der palliativen Therapie des kolorektalen Karzi-noms häufig eingesetzt wird. Die Substanz wird haupt-sächlich durch die Nieren ausgeschieden und unterliegt keiner CYP-bedingten Verstoffwechselung. Im Allge-meinen wird diese Substanz von Patienten mit Leber-funktionsstörungen gut vertragen. Allerdings sind einige

Tab. 21: Chemotherapeutika, die mit Leberfehlfunktionen assoziiert wurden

Medikament	Leberbezogene Nebenwirkungen	Frequenz	Schwere
Asparaginase	Proteinsynthese-Inhibition	Häufig (bis 87 %)	Meist reversibel
	Steatose	Sehr häufig	Meist reversibel
Azathioprin	Cholestase	Häufig	Meist reversibel
	↑ GOT/GPT		
Busulfan	VOD nach Hochdosis	Selten	Lebensbedrohlich
	Cholestatische Hepatitis	Vereinzelt	Reversibel
Capecitabin	Hyperbilirubinämie (Hämolyse)	Häufig (23–25 %)	Grad II-III 23 %
Carmustin	↑ GOT/GPT, ALP	Häufig (< 25 %)	Meistens reversibel
		Sehr selten	Kasuistische Todesfälle
Chlorambucil	Steatose/Zirrhose	Sehr selten	Kasuistische Schädigung (Beteiligte Virushepatitis ist nicht ausgeschlossen)
Cisplatin/Carboplatin	↑ GOT/GPT	Häufig	Reversibel
	Steatose/Zirrhose	Selten	Reversibel
Cyclophosphamid	VOD nach Hochdosis	Selten	Lebensbedrohlich
	Idiosynkrasie	Kasuistisch	Reversibel
Cytarabin	↑ GOT/GPT;	Häufig	Reversibel
	Cholestase		
Dacarbacin	Leberversagen (Thrombosebedingt)	Kasuistisch	Lebensbedrohlich
Dactinomycin	↑ GOT/GPT bei Kindern	Häufig (≤ 17 %)	Lebensbedrohlich
Doxorubicin	Idiosynkratische ↑ GOT/GPT	Selten	Reversibel
Etoposid	VOD nach Hochdosis	Selten	Lebensbedrohlich
	Leberzellschäden	Selten	Schwerwiegend
Fluorouracil	Steatose	Häufig	Nicht klinisch relevant

	Biliäre Stenosen	Häufig (≤ 16 %)	Irreversible sekundäre sklerosierende Cholangitis
Gefitinib	↑ GOT/GPT	Selten	
Gemcitabin	↑ GOT/GPT	Häufig (≤ 60 %)	Gewöhnlich reversibel
Imatinib	Kasuistisch Leberzellschäden	Selten	Gewöhnlich reversibel
	↑ GOT/GPT, Bili	Häufig (≤ 10 %)	Lebensbedrohlich
	Lebernekrose	Kasuistisch	Reversibel (Grad IV 2–6 %)
			Lebensbedrohlich
Interferon-α	↑ GOT/GPT	Häufig	Mild und reversibel
Interleukin 2	↑ GOT/GPT; ALP; Bili	Häufig	Gewöhnlich reversibel
Irinotecan	Steatosis; Steatohepatitis (CASH)	Häufig (25–50 %)	CASH kann bei nachfolgender Metastasenchirurgie mit einer ↑ Mortalität einhergehen
Melphalan	↑ GOT/GPT; Bili	Häufig (< 25 %)	Meist reversibel
	Leberzelltoxizität, Thrombose,	Selten	Lebensbedrohlich
	VOD, ↑ GOT/GPT	Häufig (Dosisabhängig)	Reversibel
Methotrexat	↑ GOT/GPT bei Hochdosis	Häufig	Reversibel
	Leberatrophie, Steatose,	Häufiger ab 2 g	Irreversibilität möglich
	Zirrhose bei niedriger Dosierung	Gesamtdosis	
Oxaliplatin	Gefäßveränderungen	Häufig(< 80 %)	Mögliche ↑ der Mortalität bei
	Sinusoidales Obstruktions- und		nachfolgender Chirurgie
	Dilatationssyndrom		keine Erhöhung der Mortalität
Paclitaxel	↑ GOT/GPT; ALP; Bili	Häufig (< 37 %)	Reversibel
		Dosisabhängig	
Sorafinib	↑ GOT/GPT; ALP; Bili	Häufig (< 23,5 %)	Meist reversibel
			Keine genügenden Daten bei vorbestehender Leberschädigung
Topotecan	↑ GOT/GPT; ALP	Weniger häufig (5–8 %)	Reversibel
Hochdosis-Treosulfan	↑ GOT/GPT; Cholestase	Häufig (< 39 %)	Reversibel
	VOD	Selten aber milde	Reversibel
	Leberversagen	Sehr selten	Irreversibel

Veröffentlichungen erschienen, die vor allem bei Patienten nach Lebermetastasenchirurgie und neoadjuvanter Chemotherapie mit Oxaliplatin-haltigen Therapieschemata von Leberschädigungen berichten. Hierbei kam es häufiger zu vaskulären als zu steatotischen Veränderungen. **Die Frequenz eines solchen Oxaliplatin-bedingten sinusoidalen Obstruktionssyndroms (SOS) variiert in der Literatur zwischen 20 und 80 %.** Eine hierdurch erhöhte Morbidität ist mit Sicherheit anzunehmen, die sich allerdings nicht signifikant auf eine erhöhte Mortalität durchzuschlagen scheint. In diesem Zusammenhang wird empfohlen, neoadjuvante Chemotherapiezyklen vor einer geplanten Lebermetastasenresektion zahlenmäßig zu begrenzen.

Irinotecan

Irinotecan ist ein Topoisomerase-I-Inhibitor, der verbreitet mit Fluorouracil in der Therapie des kolorektalen Karzinoms eingesetzt wird. Die Substanz wird über eine Glucuronidierung durch UDP-GT1-A1 abgebaut. Hierdurch können toxische Serumspiegel im Falle einer Glucuronidierungsstörung (M. Meulengracht, Crigler-Najjar-Syndrom) auftreten. **Die Substanz ist bei ca. 50 % aller Lebermetastasen-resektierten Patienten mit einer CASH (Chemotherapie-assoziierte Steatohepatitis) und dadurch mit einem statistisch hochsignifikanten schlechteren Gesamtüberleben assoziiert.** Irinotecan verursacht bei 25 % aller therapierten Patienten eine Transaminasen- und Bilirubinerhöhung.

Fluorouracil/Capecitabin

Dieser Antimetabolit wird hauptsächlich von der Leber verstoffwechselt. Die Substanz induziert eine Steatose, die sowohl in radiologischen als auch in feingeweblichen

Untersuchungen nachzuweisen ist, aber keinen Einfluss auf die Morbidität oder Mortalität im Gegensatz zu der oben beschriebenen NASH bewirkt.

Capecitabin ist ein oral einzunehmendes Pro-Pharmakon, das durch die Thymidinphosphorylase, einem Enzym, das vermehrt im Tumorgewebe und im Leberparenchym vorkommt, dort in Fluorouracil umgebaut wird. Eine Hyperbilirubinämie ist eine in 18 bis 23 % häufig zu beobachtende Nebenwirkung. Transaminasenanstiege werden zwar auch verzeichnet, fallen aber viel diskreter auf und sind nicht mit einer hepatobiliären Fehlfunktion verbunden.

Gemcitabin
Dieses Pyrimidin-Analogon wird bei verschiedensten neoplastischen Erkrankungen vom nichtkleinzelligen Bronchialkarzinom über das Adenokarzinom des Pankreas bis hin zu hämatologischen Neoplasien eingesetzt. Milde Transaminasenanstiege sind in 60 % aller Fälle zu verzeichnen, die bei einer kleineren Anzahl mit einem Bilirubinanstieg einhergehen. Diese Veränderungen sind im Allgemeinen reversibel, **können aber in einzelnen Fällen zu einer schwersten Hepatopathie mit letalem Ausgang führen**. Engmaschige Leberwertkontrollen sollten deshalb durchgeführt werden.

Imatinib
Imatinib ist der erste oral einzunehmende Tyrosinkinase-Inhibitor, der zur Inhibition der BCR-ABL-Kinase entwickelt wurde. Gleichzeitig hemmt diese Substanz andere Tyrosinkinasen wie den Stammzellfaktor-Rezeptor (KIT) oder den Platelet-derived growth factor receptor (PDGFR) in gastrointestinalen Stromatumoren. In

diesem Zusammenhang wurden **in einzelnen Fällen schwerste Leberschädigungen** bis hin zum akuten Leberversagen beschrieben. Reversible Leberwertveränderungen treten in bis zu zehn Prozent der behandelten Patienten auf.

Selektive interne Radiotherapie (SIRT)

SIRT wird zur Behandlung von primären Lebertumoren und Lebermetastasen verschiedener Primärtumore eingesetzt und ist vor allem dann indiziert, wenn ein chirurgisches Vorgehen, lokal ablative Maßnahmen oder Standardchemo- bzw. Strahlentherapien keinen Erfolg mehr versprechen. **Die am meisten gefürchtete hepatische Komplikation ist das strahleninduzierte Leberversagen (RILD – Radiation-induced liver disease) mit einer Inzidenz bis zu vier Prozent.** Bei dieser Komplikation kann es zu einer progredienten Dekompensation der Leberfunktion bis hin zum völligen Leberversagen kommen. Derzeit sind keine prädisponierenden Parameter bekannt, um Risikopatienten im Vorfeld ausfindig machen zu können.

6.4 Leberbeteiligungen neoplastischer hämatologischer Erkrankungen

Die meisten hämatologischen neoplastischen Systemerkrankungen sind mit Leberkomplikationen assoziiert. Hierbei handelt es sich in den meisten Fällen um einen direkten Leberbefall durch die Grunderkrankung. Andererseits kommen auch Infektionen in Frage, die bei bestehender Abwehrschwäche bereits im Vorfeld der eigentlichen Diagnose akquiriert wurden.

Bei den akuten Leukämien prädisponieren vor allem myelomonozytäre Formen zu massiven Leberinfiltraten. In Sektionen findet sich ein Leberbefall sowohl bei AML als auch bei ALL in bis zu 90 % der Fälle. Wie bei allen infiltrativen Erkrankungen gilt es in erster Linie, die Grundkrankheit durch eine antineoplastische Therapie zu behandeln. Myelodysplasien zeigen nur in sehr fortgeschrittenen Stadien, vergleichbar mit entsprechenden Blastenanteilen akuter myeloischer Leukämien, eine Leberbeteiligung. Dies gilt besonders auch für langjährige Verläufe der chronischen myelo-monozytären Leukämie. **Bei der chronischen myeloischen Leukämie findet sich in der Hälfte der Patienten initial eine Hepatomegalie mit Organinfiltration.** Dabei sind die Leberfunktionswerte kaum beeinträchtigt, und nur in späten, terminalen Stadien kommt es zu einer metastasenähnlichen Infiltration (Chlorome), die eine Therapie in den meisten Fällen nicht mehr zulässt.

Bei der Osteomyelofibrose, der Polyzythämia vera (PV) und der Essenziellen Thrombozythämie (ET) trägt eine zunehmende extramedulläre Blutbildung zur Zerstörung der Leberstruktur mit Einblutungen und Fibrosebildung bei, die zu einer Hepatomegalie, verbunden mit einer weitreichenden Leberfunktionsstörung führt. Ebenso sind in Verbindung mit einem Hyperviskositätssyndrom vermehrt Pfortaderthrombosen beschrieben. Darüber hinaus werden bei Patienten mit PV und ET in gehäuftem Maße thrombotische Verschlüsse der kleinen Lebervenen beobachtet. Auch stellt das Budd-Chiari-Syndrom, das zusätzlich von einer Thrombozytose begünstigt wird, eine schwerwiegende hepatische Komplikation dar. Die meisten reiferen B- und T-Zell-Neoplasien sowie das Hodgkin-Lymphom können vor allem in fortgeschrittenen Krankheitsstadien Leberinfiltrationen aufweisen. Auch hier gilt, dass nur eine krankheitsspezifische Therapie die Leberfunktionsstörungen langfristig kontrollieren kann.

6.5   Andere hämatologische Erkrankungen

Sichelzellanämie

Bei der Sichelzellanämie besteht eine chronische Hämolyse, zusätzlich treten akute hämolytische Krisen auf. Leberfunktionsstörungen werden durch transfusionsbedingte Virushepatitiden, die dadurch bedingte sekundäre Hämosiderose sowie durch die chronische Hämolyse verursacht. **Die häufigste klinische Komplikation bei der Sichelzellanämie ist die so genannte hepatische Krise, die eine akute Cholezystitis nachahmen kann und über mehrere Wochen mit Oberbauchschmerzen, Leberenzymerhöhungen und Ikterus einhergeht.** Durch die Bildung der Sichelzellen kommt es zu einem verlangsamten sinusidalen Blutfluss und zusätzlich zu einer Vermehrung der Kupffer- und hepatischen Sternzellen. Differenzialdiagnostisch müssen Gallengangsstörungen sowie Virushepatitiden abgegrenzt werden. Therapeutisch sollten Austauschtransfusionen durchgeführt werden. Eine Stabilisierung der Leberfunktion und der Gerinnungsparameter ist zwingend erforderlich. Die Operation der vermeintlichen Cholezystitis sollte auf jeden Fall vermieden werden.

Aplastische Anämie (AA)

Patienten mit einer aplastischen Anämie benötigen vielfache Transfusionen und prädisponieren somit zu einer infektiösen Hepatitis sowie einer sekundären Hämochromatose. Bei der durch die Krankheit induzierten Immunsuppression und den zusätzlich zur Therapie derselben eingesetzten Immunsuppressiva kommt es durch verschiedenste Erreger häufiger zu infektiologischen Leberproblemen. Daneben induzieren die meist über Jahre gegebenen Steroide nicht nur benigne Leberzelladenome, sondern auch hepatozelluläre Karzinome.

Diese Gründe sollten bei Patienten mit AA und Leberfunktionsstörungen in die differenzialdiagnostischen Überlegungen mit einfließen.

Sekundäre Hämochromatose (SH)

Die SH resultiert vor allem aus einer transfusionsbedingten Eisenüberladung. Mit jedem Erythrozytenkonzentrat werden 200–250 mg Eisen übertragen. Die gleiche Menge würde über den normalen Darm bei genügendem Angebot erst nach sechs Monaten resorbiert werden können. In der Leber manifestieren sich die Eisenablagerungen der transfusionellen Form zuerst in den Kupffer- und hepatischen Sternzellen und portalen Makrophagen, bis schließlich das Leberparenchym eine heterogene Siderose zeigt, wobei sich letztlich eine Zirrhose einstellt. Die beiden häufigsten Primärerkrankungen, die zur SH führen, sind die Thalassämie und die Myelodysplasie. Eine Therapie der SH im Falle einer Thalassämie ist obligat. Die Eisenchelattherapie bei Myelodysplasie ist von der Prognose und dem Ausmaß der Siderose abhängig. Schwere cholestatische wie auch hepatitische Krankheitsbilder können bei allen maximal transfundierten Patienten mit hämato-onkologischen Erkrankungen vorkommen. Neben dem altbekannten Desferrioxamin, das nur parenteral appliziert werden kann, stehen zur obligaten Langzeittherapie nun zwei weitere Medikamente mit enteraler Resorption zur Verfügung: Desferasirox und Deferiprone.

Prävention und Behandlung von HBV-Reaktivierung bei hämato-onkologischen Patienten

Eine HBV-Reaktivierung kann insbesondere nach hochdosierter Chemotherapie erfolgen und ist mit einer hohen Mortalität verbunden. Durch die immunsuppressive

Wirkung der Chemotherapie kommt es zum erneuten Aufflackern der HBV-Infektion, verbunden mit einer massiven Leberschädigung bis hin zum Leberversagen. Eine Prädisposition für die Reaktivierung stellen insbesondere jüngere Männer dar, bei denen HBsAg, HBV-DNA, HBeAg sowie anti-HBc im Serum nachgewiesen werden kann. Eine sofortige Einleitung der Therapie mit Lamivudine hat sich als effektiv erwiesen. Jedoch ist ein Screening der Patienten auf eine HBV-Infektion vor der Chemotherapie notwendig, denn Patienten mit einem positiven HBsAg oder HBV-DNA sollten präemptiv, d. h. vor der Chemotherapie, mit Lamivudine therapiert werden. Die Therapie sollte über die Zeit der Immunkompromittierung fortdauern. HBV-naive Patienten sollten unbedingt geimpft werden.

7 Hepatorenales Syndrom und Leberersatzverfahren

Das hepatorenale Syndrom (HRS) stellt eine Komplikation dekompensierter Lebererkrankungen mit sehr schlechter Prognose dar und ist Folge einer fortgeschrittenen Lebererkrankung mit mesenterialer Vasodilatation und konsekutiver Verminderung des zirkulierenden Plasmavolumens sowie Verminderung der renalen Durchblutung. Das HRS stellt eine Form eines funktionellen Nierenversagens dar und ist durch die Abwesenheit anderer Ursachen wie Volumendepletion, Schock (hämorrhagisch oder septisch), toxische Ursachen und intrinsische Nierenerkrankungen (z. B. Glomerulonephritis bei viraler Hepatitis) definiert. Das Nierenversagen bei HRS stellt eine Komplikation bei Patienten mit fortgeschrittener Leberzirrhose dar. Das HRS tritt mit einer Inzidenz von ca. acht bis zehn Prozent pro Jahr bei Patienten mit Aszites auf. Durch einen neuen Kriterienkatalog (Salerno, 2007) soll eine schnellere Diagnosestellung und ein frühzeitigerer Therapiebeginn des HRS erreicht werden.

Als Ursache des funktionellen Nierenversagens beim HRS wird eine zirkulatorische Dysfunktion mit arterieller Vasodilatation und reduziertem effektiven arteriellen Blutvolumen angenommen. Diese Theorie erhält weitere Unterstützung, indem als Ort der Vasodilatation die mesenteriale Zirkulation bei gleichzeitiger renaler Vasokonstriktion beschrieben wurde.

7.1 Klinik und Definition des HRS
Klinisch ist das HRS durch Oligurie, Aszites und Zeichen einer verminderten glomerulären Filtrationsrate

Tab. 22

Definition des hepatorenalen Syndroms

Kriterien
- Chronische oder akute Lebererkrankung mit fortge-schrittener Leberzirrhose und Aszites
- Serumkreatinin > 1,5 mg/dl
- Abwesenheit von Schock, exzessiven Flüssigkeits-verlusten (inklusive gastrointestinaler Blutungen) und nephrotoxischer Medikation
- Keine Verbesserung der Nierenfunktion nach Absetzen von Diuretika für mindestens 2 Tage und nach Gabe von Albuminlösung 1 g/kg Körpergewicht/Tag
- Ausschluss einer Proteinurie > 0,5 g/Tag und einer Mikrohämaturie, fehlender sonographischer Hinweis auf einen Aufstau oder eine parenchymatöse Nieren-erkrankung

gekennzeichnet. Der Nachweis einer verminderten glo-merulären Filtrationsrate ist allerdings sehr schwer zu führen, da sowohl Serumkreatinin als auch Serumharn-stoff bei Lebererkrankungen falsch niedrig sind. 2007 wurden neue Kriterien des internationalen Aszites-Klubs zur Diagnose des HRS bei Patienten mit fortgeschritte-nem Leberversagen definiert (Tab. 22), bei der Beschrei-bung dieser Kriterien wird die potenzielle Reversibilität des HRS auch unter konservativer Therapie ausdrück-lich erwähnt. Der Nachweis eines Serumkreatinins > 1,5 mg/dl bei Patienten mit Leberzirrhose und Aszites, der Ausschluss spezifischer anderer renaler Ursachen (Aufstau, nephrotoxische Medikation, proteinurische Nierenerkrankungen) und das Fehlen einer Verbesse-rung der Nierenfunktion nach Absetzen aller Diuretika für mindestens zwei Tage und einer Volumenexpansion mit Albuminlösung (1 g/kg Körpergewicht/ Tag, maxi-mal 100 g/Tag) gelten als Kriterien. Zusätzlich sollte kein Schock vorliegen. Eine Proteinurie > 0,5 g/Tag, ein pa-thologisches Urinsediment oder ein pathologischer Nierenultraschall sollten ebenfalls nicht vorliegen. Eine wichtige Differenzialdiagnose zum HRS ist ein nephrotoxisch bedingtes Nierenversagen, etwa durch die Gabe von nichtsteroidalen Antiphlogistika, Antibiotika (z. B. Aminoglykoside) oder Radiokontrastmittel. Diese Medikamente können eine Vasokonstriktion der renalen Strombahn verstärken bzw. einen direkt tubulo-toxischen Effekt haben. Im Gegensatz zu den Kriterien von 1996 darf nunmehr nach den neuen Kriterien ein HRS auch bei einer Infektion diagnostiziert werden, sofern kein septischer Schock vorliegt. Die in der alten Definition genannten Zusatzkriterien, die sich auf Urin- und Serumnatrium sowie die Urinmenge bezogen, sind verlassen worden, da sie sich als unzuverlässig erwiesen haben. Bei Patienten mit Leberzirrhose kann auch die akute Tubulusnekrose mit einer Oligurie, niedrigem Urinnatrium und hoher Urinosmolalität verlaufen, während bei einigen Fällen eines HRS ein relativ hohes Urinnatrium bzw. ein relativ hohes Urinvolumen beobachtet wird.

Klinische Typen des HRS

Das HRS wird nach dem Verlauf des Nierenversagens in zwei Typen unterteilt (Tab. 23). Das HRS Typ 1 ist durch ein rapid-progressives Nierenversagen gekennzeichnet, definiert als Verdoppelung des Serumkreatinins über einen Wert von 2,5 mg/dl hinaus innerhalb von zwei Wochen. Als Risikofaktoren für die spätere Entwicklung eines HRS Typ 1 gelten die spontan bakterielle Peritonitis, gastrointestinale Blutungen sowie exzessive Aszitespunktionen ohne ausreichenden Volumenersatz.

Definitionsgemäß darf ein HRS erst bei persistierender Nierenfunktionseinschränkung nach Behebung eines

Tab. 23

Klinische Typen des HRS
• HRS Typ 1: Schweres und progressives Nierenversagens, definiert als Verdoppelung das Serumkreatinins über einen Wert von 2,5 mg/dl hinaus innerhalb von zwei Wochen
• HRS Typ 2: Moderatere Einschränkung der Nierenfunktion (Kreatinin 1,5–2,5 mg/dl), welche nicht die Kriterien des HRS Typ 1 erfüllt

Volumenmangels diagnostiziert werden. Eine persistierende Infektion ohne septischen Schock ist nach der neuen HRS-Definition kein Ausschlusskriterium für die Diagnose eines HRS.

Nach spontan bakterieller Peritonitis kommt es in ca. 25 % zur Entwicklung eines HRS Typ 1. Besonders betroffen scheinen Patienten mit einer intensiven Entzündungsreaktion mit Zytokinausschüttung in Plasma und Aszites zu sein. Prognostisch ist ein HRS Typ 1 ohne spezifische Therapieoptionen mit einer mittleren Lebenserwartung von etwa zwei Wochen assoziiert. Das HRS Typ 2 verläuft langsamer und ist durch eine moderatere Einschränkung der Nierenfunktion (Kreatinin < 2,5 mg/dl) gekennzeichnet. Das dominierende klinische Merkmal ist ein ausgeprägter Aszites, der kaum durch eine diuretische Therapie behandelbar ist. **Bei spontan bakterieller Peritonitis oder sonstigen Komplikationen kann ein HRS Typ 2 in einen HRS Typ 1 übergehen**. Die Prognose des HRS Typ 2 mit einer mittleren Lebenserwartung um sechs Monate ist gegenüber nicht azotämischen Leberzirrhotikern mit Aszites ohne spezifische Therapiemaßnahmen deutlich eingeschränkt.

7.2 Pathogenese des HRS

Das Kernproblem des HRS ist die Verminderung des zirkulatorischen Plasmavolumens ausgelöst durch eine mesenteriale Vasodilatation bei der Leberzirrhose. Die mesenteriale Vasodilatation wird durch Mediatoren wie z. B. NO, CO und endogene Cannabinoide vermittelt. Es wird angenommen, dass die erhöhte Produktion dieser Vasodilatatoren als Konsequenz einer erhöhten Translokation von bakteriellen Toxinen aus dem Darm mit sekundärer Zytokinausschüttung, wie z. B. von TNF-α und Interleukinen, entsteht.

Eine Natriumretention steht im Zusammenhang mit der portalen Hypertonie und hyperdynamen Zirkulation und ist die früheste renale Manifestation bei Patienten mit Leberzirrhose, selbst bei Patienten ohne Aszites. In dieser Phase ist die renale Perfusion zur Antagonisierung des vasokonstriktorischen Effekts von Noradrenalin und Angiotensin II abhängig von einer renalen lokalen Produktion von Prostaglandinen und NO. Als Folge des fortschreitenden Leberversagens kommt es bei Aufweitung der mesenterialen Strombahn zu einer Vasokonstriktion aller untersuchten extrasplanchnischen Gefäßterritorien. Wasserretention und Hyponatriämie entwickeln sich in diesem Stadium in der Regel mit einer nicht osmotisch bedingten erhöhten ADH-Ausschüttung und einer reduzierten glomerulären Funktion. Als Risikofaktoren für die Entwicklung eines HRS bei Patienten mit Leberzirrhose gelten entsprechend auch das Ausmaß der arteriellen Hypotonie, der Hyponatriämie, der Dimension der erhöhten Plasmarenin-Aktivität und des Plasmanoradrenalins und die Verminderung von Komplementfaktoren. Ob die Verminderung der Komplementfaktoren Ausdruck einer entzündlichen Komponente oder ein Zeichen einer Lebersynthesestörung ist, bleibt unklar.

Bei der Dekompensation im Rahmen eines HRS wird zusätzlich eine verminderte kardiale Funktion, die auch als zirrhotische Kardiomyopathie bezeichnet wird, beobachtet, wodurch die renale Minderperfusion ebenfalls verstärkt wird. Neuere Untersuchungen zeigen, dass die Schwere dieser kardialen Funktionsstörung eng mit der Überlebensprognose des Patienten assoziiert ist. Beim HRS zeigt sich als Folge der Aktivierung der Vasokonstriktorensysteme angiographisch ein Abbruch des Gefäßbaumes mit Minderperfusion der Nierenrinde. Im Gefolge der Aktivierung des SNS und RAAS kommt es auch zu einer Vasokonstriktion der *A. hepatica* mit rapider weiterer Verschlechterung der Leberfunktion im Sinne eines *Circulus vitiosus*.

7.3 Therapie des HRS

Insgesamt wurden 2007 vier Kriterien des Therapieansprechens von der Konsensuskonferenz des Internationalen Aszites-Klubs definiert, um zukünftige Therapiestudien einheitlicher bewerten zu können. **Ein komplettes Therapieansprechen wird als Verminderung des Serumkreatinins < 1,5 mg/dl definiert.** Ein partielles Therapieansprechen wird als Verminderung des Serumkreatinins um ≥ 50 % des Ausgangswertes, ein fehlendes Therapieansprechen als Verminderung des Serumkreatinins um < 50 % des Ausgangswertes jeweils ohne Erreichen eines Serumkreatinin-Niveaus von < 1,5 mg/dl angesehen. Als Rezidiv wird ein erneutes Ansteigen des Serumkreatinins auf > 1,5 mg/dl nach einem kompletten Therapieansprechen definiert. Häufig ist dabei ein erneuter Therapieversuch erfolgreich.

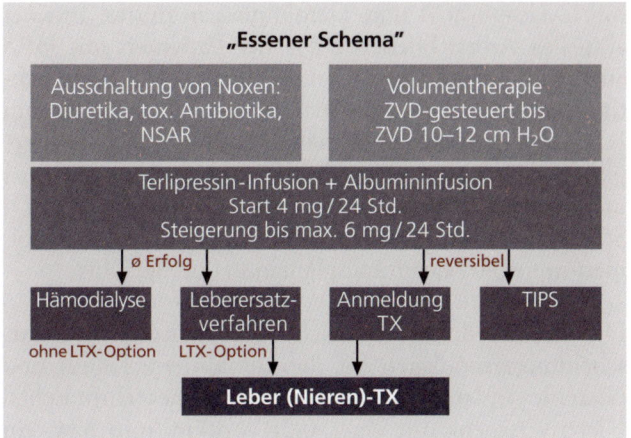

Abb. 9: Schema zum therapeutischen Vorgehen bei HRS Typ 1.

Lebertransplantation

Die Lebertransplantation gilt als Therapie des HRS, da nur durch diese Maßnahme das Leberversagen behoben wird. Allerdings ist bei Patienten mit HRS nach Lebertransplantation mit vermehrten perioperativen Komplikationen zu rechnen. Patienten mit HRS haben eine höhere Mortalität, eine längere Verweildauer auf der Intensivstation und im Krankenhaus. Fünfunddreißig Prozent der Patienten mit HRS benötigen nach der Lebertransplantation eine Dialysetherapie im Vergleich zu fünf Prozent der Patienten ohne HRS. Traditionell wurde die Meinung vertreten, nach Lebertransplantation komme es im langfristigen Verlauf in der Regel zu einer vollständigen Restitution der Nierenfunktion. Die Nierenfunktion erholt sich in den meisten Fällen allerdings nicht komplett und es wird im Durchschnitt nur das Stadium einer chronischen Niereninsuffizienz mit einer GFR von 30 – 40 ml/min erreicht, was auch Folge der nephrotoxischen Immunsuppression mit Cyclosporin A und Tacrolimus sein dürfte. In einer aktuellen Arbeit **blieben 25 % der Patienten mit HRS auch nach Lebertransplantation chronisch dialysepflichtig.** Möglicherweise muss man für gewisse Patienten mit HRS, vielleicht solche mit einer langdauernden Dialysepflichtigkeit, eine kombinierte Transplantation von Leber und Niere in Betracht ziehen. Seit Einführung des MELD-Scores werden in den USA neun Prozent der LTx kombiniert mit einer Nierentransplantation durchgeführt.

Die US-amerikanischen Richtlinien definieren als Entscheidungsgrundlagen für die kombinierte Leber- und Nierentransplantation das Vorliegen eines chronischen Nierenversagens mit einer GFR < 30 ml/min bzw. ein akutes Nierenversagen mit einer seit mehr als sechs Wochen bestehenden Dialysepflichtigkeit. Nur in Grenzfällen – bei prolongiertem akuten Nierenversagen bzw. bei einem Nierenversagen unklarer Genese – wird die Nierenbiopsie zur Entscheidungsfindung herangezogen.

Diese Richtlinien sind für europäische Verhältnisse sehr großzügig formuliert und reflektieren die kürzeren Wartezeiten für Nieren in den USA. Kritisch anzumerken ist, dass bei Anwendung dieser Kriterien auch Patienten mit einem potenziell reversiblen, funktionellen Nierenversagen doppeltransplantiert werden können. Besonders strittig ist der Sechs-Wochen-Grenzwert für die Dialysepflichtigkeit.

Die Optimierung bzw. Weiterentwicklung der Nierenbiopsie, z. B. des transjugulären Verfahrens, ist wünschenswert, damit die Reversibilität der Nierenfunktionsstörung beim HRS auf Basis aussagekräftiger Biopsate zuverlässig beurteilt werden kann.

Insgesamt kann aber bei HRS durch eine Lebertransplantation ein Drei-Jahres-Überleben von 60 % der Patienten erreicht werden im Vergleich zu 70–80 % bei Patienten ohne HRS. Da beim HRS 1 eine mittlere Überlebenszeit von etwa zwei Wochen beschrieben ist, bietet die Leberlebendspende eine weitere Therapieoption, da ein Spenderorgan schneller verfügbar ist. In einer aktuellen Arbeit konnte bei einer kleinen Patientengruppe gezeigt werden, dass eine Teillebertransplantation von einem Lebendspender auch bei Patienten mit HRS in fast allen Fällen erfolgreich ist.

Vasoaktive Therapeutika und Volumenersatz

Eine Wiederherstellung des effektiven arteriellen Blutvolumens kann durch vasoaktive Substanzen, die möglichst auf die mesenteriale Strombahn wirken sollten, in Kombination mit Volumenersatzpräparaten erreicht werden. Diese Therapiestrategie ist vor allem beim HRS 1 untersucht worden. Die Diskussion über die beste Art des Plasmaersatzes beim HRS konnte bis jetzt nicht durch eine gut kontrollierte, randomisierte Studie geklärt werden. Studien, in denen Surrogatmarker der kardiozirkulatorischen Dysfunktion und die Mortalität nach Aszitespunktion untersucht wurden, zeigten einen Vorteil von Albumin gegenüber Gelatine- oder Dextran-Präparaten. Für den Einsatz von Gelatine- und Hydroxy-Ethylstärke-Präparaten in Kombination mit Vasokonstriktiva gibt es zwar erfolgversprechende Einzelfallberichte bei Patienten mit HRS, aber keine Studie, die die Gleichwertigkeit mit einer Albumintherapie belegt. Außerdem müssen Nebenwirkungen durch Abbauprobleme der Hydroxy-Ethylstärke-Präparate bei Nierenversagen und Leberzirrhose in Betracht gezogen werden.

Eine vasokonstriktorische Therapie ohne adäquaten Volumenersatz erscheint als Therapie des HRS nicht sinnvoll. Die Notwendigkeit von Albumininfusionen zusätzlich zu der Terlipressin-Therapie wurde in einer Studie von Ortega untersucht, bei der 10 von 13 mit Terlipressin und Albumin behandelte Patienten, aber nur zwei von acht mit Terlipressin behandelte Patienten von der Therapie profitierten. Nach den derzeitigen wissenschaftlichen Daten sollte entsprechend **Albumin in Kombination mit einem vasoaktiven Therapeutikum den Standard darstellen.**

Vasopressin-Analoga und Alpha-Adrenozeptor-Agonisten sind am häufigsten mit Erfolg in Verbindung mit Albumininfusionen eingesetzt worden, während Substanzen, wie Dopamin, die nicht ausreichend auf das mesenteriale Gefäßbett einwirken, keine relevante Wirkung zeigen. In Europa wird Terlipressin in der Regel als Vasopressin-Analogon eingesetzt, da es mit einer geringeren Rate an ischämischen Komplikationen als Ornipressin beschrieben wird. Unter den Vasopressin-Analoga in Kombination mit Albumininfusion ist eine Normalisierung der Plasmareninkonzentrationen, der Hämodynamik und Verbesserung der Nierenfunktion in 50–75 % der Patienten erkennbar. Ein Therapieansprechen ist allerdings häufig erst nach drei bis sieben Tagen erkennbar, d. h. die Behandlung muss ausreichend lange fortgeführt werden. Überraschenderweise ist bei den meisten erfolgreich mit Vasopressin-Analoga und Albumin behandelten Patienten auch nach Absetzen der Behandlung die Verbesserung der Nierenfunktion persistierend, und die Patienten haben eine deutlich verbesserte Prognose gegenüber Patienten, die nicht auf diese Therapie ansprechen. Ein schneller Anstieg des arteriellen Blutdrucks und ein

Serumbilirubin < 10 mg/dl bei Therapiebeginn mit Terlipressin und Albumin sind Prädiktoren für ein günstiges Therapieergebnis bei Patienten mit HRS Typ 1. In zwei kontrollierten randomisierten Studien konnte gezeigt werden, dass die Kombination des Vasopressin-Analoga Terlipressins und Albumin bei einer größeren Anzahl von Patienten eine Verbesserung der Nierenfunktion erreicht als eine alleinige Albumintherapie. Eine Verbesserung des Gesamtüberlebens konnte allerdings nicht nachgewiesen werden.

Die Behandlung mit alpha-adrenerg wirkenden Katecholaminen in Kombination mit Albumininfusionen ist ebenfalls in einigen Studien erfolgreich eingesetzt worden. Duvoux et al. (2002) verwendeten Noradrenalin bei zwölf Patienten, was bei zehn Patienten erfolgreich war. In zwei Vergleichsstudien war die Therapie mit Noradrenalin gleich effektiv wie eine Terlipressin-Therapie bei geringeren Therapiekosten. Angeli et al. (1999) benutzten bei fünf Patienten erfolgreich Midodrine als Alpha-Agonisten in Kombination mit Albumin und subkutanem Octreotid. Octreotid, ein Somatostatin-Analogon, scheint nach einer aktuellen Studie keine klinisch relevante Wirkung zu entfalten. Zusammenfassend stellt die Therapie mit Albumininfusionen und Vasokonstriktoren eine etablierte Therapie des HRS 1 dar.

Transjugulärer intrahepatischer portosystemischer Shunt (TIPS)

Da die portale Hypertonie die Ursache der zirkulatorischen Dysfunktion bei der Leberzirrhose darstellt, ist die Anlage eines portokavalen Shunts eine Therapiemöglichkeit zur Verbesserung der Nierenfunktion. Nachdem chirurgische Ansätze bei diesen schwer kranken Patienten mit einer hohen Mortalität vergesellschaftet waren, wird heute die Verbindung der portokavalen Zirkulation endoluminal durch einen Stent, einen so genannten transjugulären intrahepatischen portosystemischen Shunt (TIPS), hergestellt. Bei etwa der Hälfte der Patienten mit HRS Typ 1 und Typ 2 kommt es nach Anlage eines TIPS zu einer Verbesserung der systemischen Hämodynamik mit Verminderung der Plasmarenin- und Noradrenalinkonzentrationen und einer langsamen Verbesserung der Nierenfunktion. Diese Patienten scheinen einen Überlebensvorteil und somit die größere Möglichkeit einer späteren Transplantation zu haben. Die TIPS-Anlage wurde jedoch nur bei hochgradig-selektierten Patienten mit einem Child-Pugh-Score ≤ 12 überprüft; die meisten der Patienten mit HRS weisen einen höheren Child-Pugh-Score auf. Die TIPS-Anlage gilt bei Patienten mit schwerer Enzephalopathie und solchen mit erheblich eingeschränkter Lebersynthesestörung als nicht einsetzbar, weil durch die TIPS-Anlage die Leberdurchblutung weiter vermindert wird mit der Folge einer weiteren Einschränkung der Leberfunktion.

Eine sequenzielle Therapie mit Vasokonstriktoren und Volumenersatz und einer nachfolgenden TIPS-Anlage war bei fünf Patienten mit einer langfristigen Normalisierung der Hämodynamik und der Nierenfunktion vergesellschaftet. Die Vasokonstriktoren-Therapie alleine hatte nur zu einer Verbesserung der GFR auf 30–50 ml/min geführt; durch die zusätzliche TIPS-Anlage kam es zu einer weiteren Verbesserung des effektiven arteriellen Blutvolumens und konsekutiv besserer Nierenfunktion. Allerdings war auch diese Strategie nur bei fünf von 14 in die Studie eingeschlossenen Patienten möglich.

Dialyseverfahren und Leberersatzverfahren

Bei manifestem HRS können extrakorporale Eliminationsverfahren eingesetzt werden. In einer von uns durchgeführten Studie konnte nur ein geringer Teil primär nicht intensivpflichtiger Patienten mit HRS Typ 1 von der Hämodialysetherapie profitieren, während alle beatmeten Patienten innerhalb von zehn Tagen verstorben waren. Bei einzelnen Patienten mit HRS kann aber durch eine Hämodialysetherapie ein Überleben über mehrere Monate erzielt werden, so dass die Indikation zur Hämodialysetherapie individuell entschieden werden sollte.

Extrakorporale Leberersatzverfahren sollen die therapeutische Lücke in der Behandlung des akuten Leberversagens schließen. Insbesondere die Entgiftungsfunktion der Leber soll überbrückend bis zur Erholung der Leberfunktion oder bis zu einer Transplantation ersetzt werden. Die häufigste Indikation für extrakorporale Leberersatzverfahren ist das akut-auf-chronische Leberversagen. Bislang ist es bei allen derzeitigen Verfahren nur gelungen, eine Teilfunktion der Leber zu unterstützen, die Entgiftung.

Die beim Leberversagen auftretenden Metabolite unterscheiden sich durch ihre Molekulargröße und chemischen Eigenschaften. Ein hoher Anteil der anfallenden Toxine ist albumingebunden. Dazu gehören unter anderem unkonjugiertes Bilirubin, Gallensäuren, hydrophobe Aminosäuren und Fettsäuren. Weitere anfallende Metaboliten sind wasserlöslich mit niedrigem bis mittlerem Molekulargewicht. Zum temporären Ersatz der Entgiftungsfunktion der Leber befinden sich zur Zeit mehrere Verfahren in klinischer Erprobung.

I. Molecular adsorbend recirculating system (MARS)

Bei der sogenannten „MARS-Dialyse" handelt sich um ein Hämodialyseverfahren, bei dem die Methoden der Hämodiafiltration, der Adsorption und der konventionellen Hämodialyse miteinander kombiniert werden. Das Patientenblut fließt zunächst über einen für Albumin impermeablen Hohlfaserfilter. Als primäre Dialysatflüssigkeit dient eine mit Albumin angereicherte Lösung, die proteingebundene Toxine aus dem Blut aufnehmen soll. In einem Kreislauf zirkuliert das Albumin über einen Aktivkohlefilter und einen Anionenaustauscher und wird so regeneriert. Zur Elimination wasserlöslicher Toxine enthält der Albuminkreislauf einen weiteren konventionellen Dialysefilter. Die Therapiesitzungen beim MARS-System betragen 6–24 Stunden, und es werden Blutflussraten von 150–250 ml/min angestrebt. Die Antikoagulation wird mit Heparin durchgeführt.

II. Prometheus

Dieses Verfahren wurde von Fresenius und der Donau-Universität Krems entwickelt. Bei diesem System wird zunächst das Patientenplasma durch einen für Albumin gut permeablen Filter separiert (fraktionierte Filtration). Anschließend wird das Plasma über zwei Adsorber geleitet, welche albumingebundene Toxine binden (direkte Adsorption). Das gereinigte Albumin wird anschließend in den Blutstrom rückfiltriert. Nach der Entfernung von albumingebundenen Toxinen wird das Blut durch einen High-Flux-Dialysator geführt. Hier werden die wasserlöslichen Giftstoffe des Leberversagens aus dem Blut ausgeschieden. Hierbei findet auch eine Elimination harnpflichtiger Substanzen im Sinne einer herkömmlichen Dialyse statt. Die Behandlungszeit beträgt etwa 6 Stunden pro Sitzung bei Blutflussraten von 150–300 ml/min, die Antikoagulation kann wahlweise mit Heparin oder Citrat ausgeführt werden.

III. Single-Pass-Albumindialyse

Bei der Single-Pass-Albumindialyse wird dem Dialysat zwei- bis fünfprozentiges Albumin zugesetzt. Die Elimination albumingebundener Toxine erfolgt in einem für Albumin impermeablen High-flux-Dialysator über die Bindung an das toxinfreie Albumin in der Dialysierflüssigkeit. Die Technik des Verfahrens ähnelt der kontinuierlichen veno-venösen Hämodialyse (CVVHD), das Dialysat wird nicht regeneriert. Zu dem Verfahren gibt es wenig klinische Daten, das System wird als kostengünstiger im Vergleich zu MARS und Prometheus beschrieben.

IV. Bilirubin-Gallensäure-Adsorber

Bei dieser Methode wird zunächst eine Plasmaseparation durchgeführt. Anschließend werden insbesondere das negativ geladene Bilirubin und Gallensäuren an eine Adsorberoberfläche gebunden. Das behandelte Plasma wird anschließend wieder reinfundiert. Die Methode wurde Mitte der 1980er-Jahre in Japan entwickelt. In einer retrospektiven Studie aus Deutschland wurden 23 Patienten mit dem Verfahren behandelt. Es zeigte sich eine Reduktion des Bilirubins und der Gallensäurekonzentration im Blut. Die Autoren beschrieben keine wesentlichen Nebenwirkungen, und die Aufreinigungskapazität des Verfahrens wurde als gleichwertig zum Plasmaaustausch beschrieben.

In ersten Untersuchungen der Leberdialyseverfahren konnten in kleinen Patientenkollektiven Vorteile bei der Therapie der akuten Dekompensation einer chronischen Lebererkrankung beschrieben werden. In einer weiteren kleinen Serie wurden fünf Patienten mit HRS unter konventioneller Therapie (Hämodialyse, Albumininfusion, Vasokonstriktoren) mit acht Patienten mit einer MARS-Dialyse zusätzlich zur konventionellen Therapie verglichen. In der MARS-behandelten Gruppe wurde neben einer Besserung von klinischen (Blutdruck, Urinvolumen) und biochemischen Parametern (Bilirubin, Kreatinin) ein verbessertes Überleben (100 % Mortalität in der Kontrollgruppe vs. 62 % Mortalität in der MARS-Gruppe nach 7 Tagen) berichtet. Diese Studie bedarf aufgrund der kleinen Patientenzahl weiterer Überprüfung an größeren Kollektiven. Der Beginn einer MARS-Dialyse bei Patienten, die nicht auf eine Vasokonstriktor-Therapie angesprochen hatten, war in einer kleinen nichtkontrollierten Fallserie nicht erfolgreich. Die Form der Prometheus-Albumin-Dialyse ist in ihrer Effektivität mit der MARS-Dialyse verglichen worden. Dabei zeigte sich kein Anstieg des arteriellen Blutdrucks mit dem Prometheus-System im Gegensatz zum MARS-Dialysesystem. Im Gegensatz dazu scheint das Prometheus-System etwas effektiver in der Clearance des Bilirubins zu sein. Zusammenfassend ist der therapeutische Vorteil durch Leberersatzverfahren bezüglich des Patientenüberlebens unklar, und diese Verfahren müssen in weiteren randomisierten kontrollierten Studien evaluiert werden.

8 Pulmonale Affektion bei Lebererkrankungen

Bei Patienten mit fortgeschrittener Lebererkrankung, insbesondere einer Zirrhose, muss mit pulmonalen Komplikationen gerechnet werden. Hierbei steht klinisch meist die Dyspnoe im Vordergrund. Die Ursache der Dyspnoe kann einerseits indirekte Folge der Grunderkrankung sein wie Aszites, Muskelschwäche und Anämie. Sie kann andererseits auch multifaktoriell bedingt sein, wenn neben der Lebererkrankung eine koronare Herzerkrankung (KHK) oder eine COPD vorliegt. Typische pulmonale Komplikationen bei fortgeschrittener Lebererkrankung sind in Tabelle 24 aufgeführt.

Als die relevantesten pulmonalen Komplikationen gelten bei Patienten mit Leberzirrhose das hepatopulmonale

Tab. 24

Lungenbeteiligung bei fortgeschrittenen Lebererkrankungen

Lungenparenchym
- Atelektasen bei Aszites
- Lungenödem bei Hyperhydratation
- Panazinäres Lungenemphysem bei α1-AT-Mangel
- Fibrosierende oder lymphozytäre Pneumonitis (bei PBC)
- Aspirationspneumonie bei Enzephalopathie
- Pneumonie bei hepatisch bedingter Immunsuppression

Pleura
- Hepatischer Hydrothorax (meist mit gleichzeitigem Aszites)

Zwerchfell
- Zwerchfellhochstand bei Aszites

Lungengefäße
- Hepatopulmonales Syndrom
- Portopulmonale Hypertonie

Syndrom (HPS) und die portopulmonale Hypertonie (PoPH). Diese beiden Erkrankungen müssen voneinander differenziert werden, da sie pathologisch und pathophysiologisch auf gegensätzlichen Prinzipien beruhen. Während das hepatopulmonale Syndrom eine dilatative pulmonalvaskuläre Erkrankung ist, stellt die portopulmonale Hypertonie eine konstriktive bzw. obliterative pulmonalvaskuläre Erkrankung im Rahmen einer Lebererkrankung und/oder einer portalen Hypertonie dar. Entsprechend unterscheiden sich diese beiden Krankheitsbilder auch hinsichtlich ihrer Diagnostik und Therapie teilweise grundlegend.

8.1 Das Hepatopulmonale Syndrom (HPS)

Definitionsgemäß besteht ein HPS, wenn die Trias Lebererkrankung, arterieller Oxygenierungsdefekt und intrapulmonale Vasodilatation vorliegt, ohne zugrunde liegende kardiale oder pulmonale Erkrankung. Die pulmonalen Gefäßerweiterungen können diffus oder lokal begrenzt auftreten. Bisweilen können pleurale oder pulmonale arteriovenöse Shunts nachgewiesen werden. Gemäß dem angiographischen Bild in der arteriellen Phase kann das HPS in zwei Subtypen klassifiziert werden. Typ I ist durch diffuse Vasodilatation und zumindest in der Anfangsphase gutes Ansprechen auf eine Inhalation von 100 % Sauerstoff gekennzeichnet. Bei Typ II liegen arteriovenöse Shunts oder Malformationen vor.

Symptome
Kennzeichen des HPS insbesondere im fortgeschrittenen Stadium ist die Luftnot. Die Zunahme der Dyspnoe nach Aufrichten aus der horizontalen in die vertikale Position stellt hier einen typischen klinischen Befund dar

und wird als Platypnoe bezeichnet. Die dabei auftretende Verschlechterung der arteriellen Oxygenierung wird als Orthodeoxie bezeichnet.

Epidemiologie

Die Angaben zur Prävalenz des HPS bei Patienten mit einer Lebererkrankung schwanken zwischen 4 und 32 %. Symptomfreie Fälle mit leichter Oxygenierungsstörung sind deutlich häufiger als klinisch relevante Hypoxämien, die dann aber ein ernstes und schwer zu behandelndes Krankheitsbild darstellen.

Die Prognose des HPS ist unbehandelt deutlich eingeschränkt. In einer prospektiven Studie betrug die mediane Überlebenszeit bei Patienten mit Zirrhose plus HPS 10,6 Monate im Vergleich zu 40,8 Monaten bei Patienten mit Zirrhose ohne HPS.

Pathogenese

Die Pathogenese ist noch weitgehend ungeklärt. Neben funktionellen intrapulmonalen arteriovenösen Shunts, welche die wichtigste Ursache für das HPS darstellen, scheinen ein Ventilations-Perfusions-Ungleichgewicht sowie eine eingeschränkte Sauerstoffdiffusion zur Entwicklung einer arteriellen Hypoxämie zu führen. Einer erhöhten Stickstoffmonoxid (NO$^-$)-Produktion in der Lunge wird eine Schlüsselrolle bei der Entstehung der pulmonalen Vasodilatation und des hepatopulmonalen Syndroms zugesprochen (Abb. 10).

Des Weiteren wird verschiedenen Endotoxinen und Zytokinen, die unter Umgehung der hepatischen Metabolisation die Lungenstrombahn erreichen können, eine pathogenetische Bedeutung beigemessen.

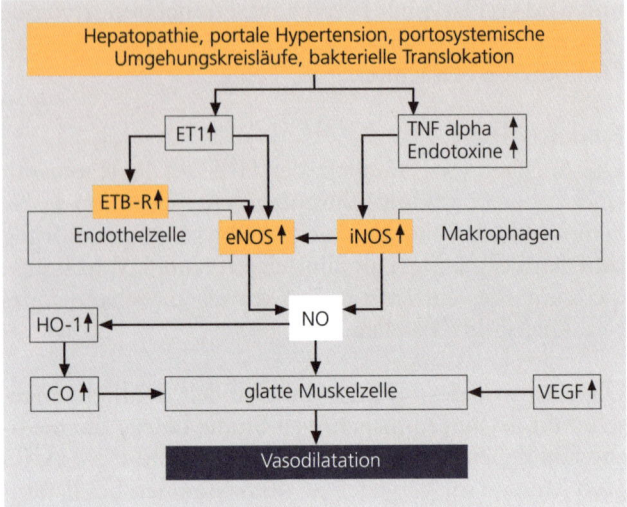

Abb. 10 Pathophysiologie des HPS

Diagnostik

Zum diagnostischen Algorithmus siehe Abbildung 11.
Klinisch: Die Orthodeoxie, der Abfall des paO_2 um >5 %
oder >5 mmHg nach Aufsetzen aus liegender Position, ist
eines der Hauptmerkmale des hepatopulmonalen Syndroms. Sie ist bedingt durch eine Zunahme des intrapulmonalen Rechts-links-Shunts nach Lagewechsel. Kriterien für das Vorliegen eines HPS beinhalten ferner einen
pO_2 < 70 mmHg oder einen alveolär-arteriellen Sauer-
stoffgradienten ($AaDO_2$) >20 mmHg als Beleg für eine
Gasaustauschstörung.

Klassische Zeichen der chronischen Hypoxämie wie
Trommelschlegelfinger und Zyanose können hinweisend sein.

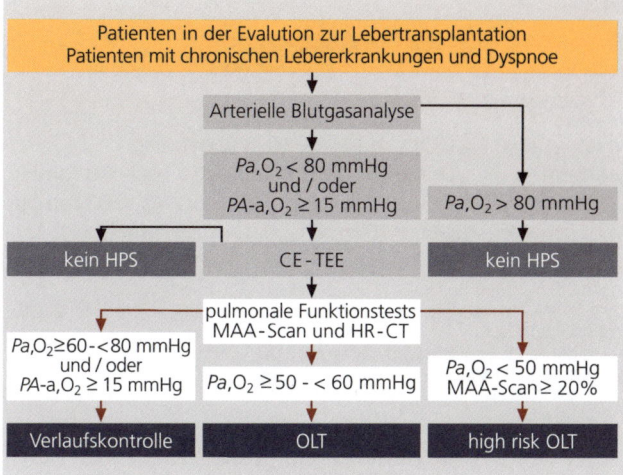

Abb. 11 Diagnostischer Algorithmus

Kontrastverstärkte Echokardiographie: Es wird venös ein Echokontrastmittel (KM) injiziert. Wenn nach Applikation KM verfrüht im linken Vorhof nachweisbar ist, liegt sehr wahrscheinlich ein Rechts-links-Shunt vor. Während beim intrapulmonalen Shunt die Zeitspanne zwischen Injektion und Nachweis des KM im linken Vorhof drei bis sechs Herzschläge beträgt, ist die Zeitspanne beim kardialen Shunt (z. B. persistierendes Foramen ovale, Vorhofseptumdefekt u. a.) kürzer.

Allerdings können Pleuraergüsse bei dieser Untersuchungsmethode zu falsch positiven Ergebnissen führen. Lungenperfusionsszintigraphie: Sie ermöglicht die quantitative Bestimmung der extrapulmonalen Aufnahme des peripher-venös gespritzten technetiummarkierten makroaggregierten Albumins. Eine zerebrale Aufnahme von

Tab. 25

Schweregrade des HPS	
Schweregrad	**Kriterien**
Mild	$_{Aa}DO_2 \geq$ mmHg, $PaO_2 \geq 80$ mmHg
Moderat	$_{Aa}DO_2 \geq 15$ mmHg, $paO_2 \geq 60$ bis < 80 mmHg
Schwer	$_{Aa}DO_2 \geq 15$ mmHg, $paO_2 \geq 50$ bis < 60 mmHg
Sehr schwer	$_{Aa}DO_2 \geq 15$ mmHg, $paO_2 < 50$ mmHg

$_{Aa}DO_2$ = alveolo-arterielle Sauerstoffdruckdifferenz. paO_2 = arterieller Sauerstoffpartialdruck.
Bei Patienten > 65 Jahre wird häufig ein $_{Aa}DO_2$-Wert ≥ 20 mmHg und ein paO_2-Wert ≥ 70 mmHg verwendet.

> 6 % des radioaktiven Markers gilt als Hinweis für einen Rechts-links-Shunt. Hierbei kann allerdings nicht zwischen einem kardialen und einem pulmonalen Shunt unterschieden werden.

Transösophageale Echokardiographie: Der transthorakalen Echokardiographie bei der Diagnose eines intrapulmonalen Shunts überlegen. Birgt aber beim Vorliegen von Ösophagusvarizen eine hohe Verletzungsgefahr.

Pulmonalisangiographie: Nur indiziert, wenn auf 100 % O_2-Zufuhr kein adäquater Anstieg des paO_2 erfolgt und wenn demzufolge eine therapeutische Embolisation erwogen wird.

Die Einschätzung des Schweregrades eines HPS erfolgt anhand der Ausprägung der Gasaustauschstörung gemäß Tabelle 25. Notwendig ist hierfür die Bestimmung von $AaDO_2$ (Norm $4-8$ mmHg) und des paO_2 (Norm $80-100$ mmHg).

Therapie

Symptomatisch: Abhängig von den paO_2-Werten sollte eine Langzeittherapie eingeleitet werden. Inwieweit diese einen Einfluss auf die Prognose hat, ist unbekannt.

Medikamentös: In Studien werden derzeit Indometacin, β-Blocker, Sympathomimetika, Almitrinbismesylat, Glukokortikoide, Cyclophosphamid, inhaliertes NO, NO-Hemmer, Knoblauch, Somatostatin und Antibiotika getestet. Therapieversuche des HPS mit diesen Substanzen müssen allerdings derzeit noch als experimentell gewertet werden, und die Anwendung ist außerhalb von Studien nicht gerechtfertigt.

Transjuguläre intrahepatische portosystemische Shunts (TIPS): Die Anlage eines TIPS beim HPS als palliative Strategie wird nicht empfohlen. Eine mögliche Indikation für die Anlage eines TIPS bei Patienten mit HPS liegt in der Verbesserung der Oxygenierung vor LTx.

Embolisation: Einzelne Fallberichte legen einen Nutzen nahe für die Embolisation pulmonaler arteriovenöser Kurzschlüsse, die allerdings nur selten bildgebend nachweisbar sind. Ähnlich wie die TIPS-Anlage ist der Stellenwert einer Embolisation primär als Bridging-Verfahren vor LTx zu sehen.

Lebertransplantation: Die LTx ist der einzige in größeren Patientenkollektiven belegte erfolgreiche Behandlungsansatz und somit die Therapie der Wahl beim hepatopulmonalen Syndrom. Patienten mit einem HPS sollten daher in einem Lebertransplantationszentrum vorgestellt werden, um Indikation und Dringlichkeit einer Transplantation zu klären.

8.2 Die Portopulmonale Hypertonie (PoPH)

Definitionsgemäß besteht eine portopulmonale Hypertonie, wenn eine portale Hypertonie und eine Druckerhöhung im kleinen Kreislauf vorliegen und andere Ursachen der pulmonalen Hypertonie (hyperdyname Kreislaufsituation, Hyperhydratation, Linksherzerkrankungen, Lungenerkrankungen und/oder Hypoxämie, Lungenembolien) ausgeschlossen sind.

Symptome

In frühen Stadien sind die Patienten meist pulmonal symptomfrei und zeigen nur Symptome der Lebererkrankung. Das wesentliche klinische Symptom der PoPH ist die belastungsabhängige Dyspnoe. Dazu können Abgeschlagenheit, Palpitationen, thorakale Schmerzen oder thorakales Druckgefühl kommen.

Epidemiologie

Die Angaben zur Prävalenz der PoPH schwanken zwischen 1 % bis 16 %. Die Fünf-Jahres-Überlebensrate nach Diagnose einer PoPH mittels Rechtsherzkatheter ohne Therapie beträgt in einer unlängst publizierten retrospektiven Studie 14 % mit einer Mortalität von > 50 % innerhalb des ersten Jahres.

Pathogenese

Die Pathogenese der PoPH ist nicht eindeutig geklärt. Diskutiert wird als wesentliche Ursache die häufig bei Zirrhose mitbestehende hyperdyname Kreislaufsituation. Ferner schienen eine Rolle zu spielen: Autoimmunvorgänge, genetische Prädisposition, Zytokine und Wachstumsfaktoren sowie vasoaktive Mediatoren aus dem Splanchnikusgebiet, die unter Umgehung der hepatischen Metabolisation die Lungenstrombahn erreichen. Auch wird eine humorale Imbalance diskutiert mit Überschuss von vasokonstriktorischen Mediatoren wie z. B. Endothelin A und Mangel an Vasodilatatoren wie z. B. NO und Prostazyklin. Plasmaspiegel des endogenen Vasokonstriktors Endothelin 1 sind bei Patienten mit dekompensierter Zirrhose und PoPH signifikant höher im Vergleich zu Patienten mit dekompensierter Zirrhose ohne PoPH. Darüber hinaus scheinen unselektive Endothelinrezeptor-Blocker zu einer Reduktion sowohl des pulmonalarteriellen als auch des portalen Drucks zu führen.

Die Prostazyklinsynthase, die den Vasodilatator Prostazyklin synthetisiert, ist bei schwerer pulmonaler Hypertonie bei PoPH in den kleinen und mittelgroßen Pulmonalarterien vermindert exprimiert. Ferner wurden unlängst genetische Variationen in der Östrogen-Signaltransduktion als mögliche Risikofaktoren für die PoPH beschrieben.

Histopathologische Befunde beschreiben pathologische Veränderungen der kleinen Pulmonalarterien mit Mediahypertrophie, konzentrische Proliferation der Intima und der glatten Muskelzellen und In-situ-Thrombosen.

Die häufigste dem PoPH zugrunde liegende Lebererkrankung ist die alkoholtoxische Zirrhose. Außerdem konnte gezeigt werden, dass weibliches Geschlecht und auch das Vorliegen einer Autoimmunhepatitis als Risikofaktor für die PoPH gewertet werden können.

Diagnostik
Während die Diagnostik des HPS vornehmlich klinisch und sonographisch erfolgt, ist die wesentliche Diagnos-

Tab. 26

Einteilung der portopulmonalen Hypertonie				
	Normal	**Mild**	**Moderat**	**Schwer**
WHO-FC	–	I, II	II, III	III, IV
PAP_m (mmHg)	< 20	25–34	35–44	> 45
HI (l min^{-1} m^2)	2,5-4,0	> 2,5	>2,5	2
PVR (dyne s^{-1} cm$^{-5)}$	< 240	240-500	500-800	> 800
RAP (mmHg)	0–5	0–5	5–8	> 8

WHO-FC = World Health Organisation Functional Class; PAPm = mittlerer pulmonalarterieller Druck; HI = Herzindex; PVR = pulmonalvaskulärer Widerstand; RAP = rechtsarterieller Druck.

tik der PoPH grundsätzlich invasiv und fordert nach der Echokardiographie eine Rechtsherzkatheteruntersuchung. Abhängig von den Messergebnissen wird die PoPH in drei Schweregrade eingeteilt (Tab. 26, Abb. 12).

Lungenfunktionsteste können normal ausfallen oder ergeben reduzierte Werte für die CO-Diffusionskapazität. Die arterielle Blutgasuntersuchung ergibt eine chronische respiratorische Alkalose und einen erhöhten alveolar-arteriellen Gradienten. Zusätzlich hat die Bestimmung des BNP (brain natriuretic peptide) oder NT-proBNP (N-terminal brain natriuretic peptide) als Marker für eine ventrikuläre Distension (in diesem Fall rechtsventrikuläre Distension) diagnostische Bedeutung beim PoPH.

Klinische Untersuchung: Auskultation eines betonten zweiten Herztons und eines Systolikums mit Punctum maximum rechts parasternal kann hinweisend sein auf eine PoPH. Aszites, Beinödeme, gestaute Halsvenen können nicht nur Ausdruck einer dekompensierten Leberzirrhose, sondern auch auf ein Rechtsherzversagen

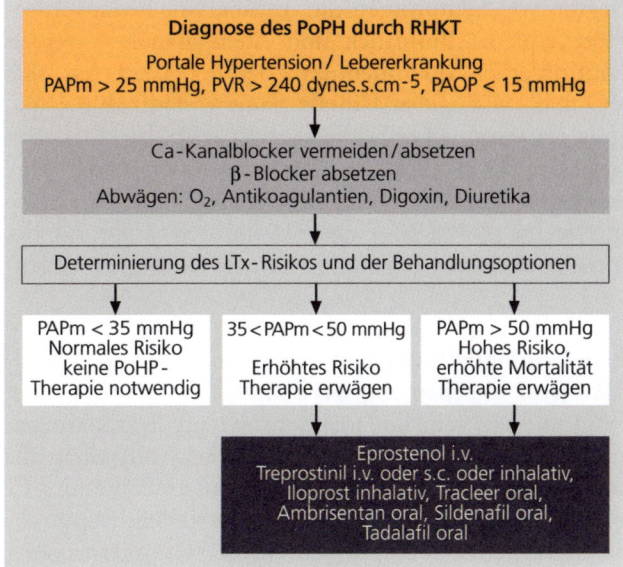

Abb. 12: PoPH – Diagnostischer Algorithmus

hindeuten. EKG und Röntgen-Thorax sind meist unspezifisch oder zeigen Zeichen der Rechtsherzbelastung.

Sechs-Minuten-Gehtest: Der Patient wird aufgefordert, über eine Dauer von sechs Minuten eine Gehtrecke von definierter Länge so häufig wie möglich zurückzulegen. Die Sechs-Minuten-Gehstrecke ist von unklarer prognostischer Relevanz, korreliert aber mit Basisparametern bei Patienten mit PoPH.

Spiroergometrie: Die Durchführung erfolgt unter Verwendung eines Fahrradergometers unter stufenweiser Erhöhung des Widerstandes um 25 W alle zwei Minuten bis zu einem Maximum, das vorgegeben wird durch den

Beginn von Symptomen/die Angabe von Beschwerden. Herzfrequenz, Blutdruck und Atemgasanalyse werden kontinuierlich dokumentiert. Bei der PAH hat sich VO_2max, also die maximale Sauerstoffaufnahmekapazität, als wesentlicher Vorhersagewerte für das Überleben erwiesen; für die PoPH ist das noch nicht gezeigt, eine Analogie ist jedoch wahrscheinlich. Der Nutzen der Ergometrie bei PoPH-Patienten ist limitiert aufgrund der meist schlechten Kooperation der schwerkranken Patienten.

Echokardiographie: Die transthorakale Echokardiographie wird routinemäßig verwendet zum Screening auf PAH und um ventrikuläre oder valvuläre Erkrankungen auszuschließen. Echokardiographische Kontrollen alle sechs bis zwölf Monate werden bei Patienten, die zur LTx gelistet sind, zum Ausschluss einer entstehenden pulmonalen Hypertonie empfohlen. In der Dopplermessung des trikuspidalen Regurgitationsstroms wird der systolische pulmonalarterielle Druck (sPAP) zuzüglich des zentralvenösen Drucks (ZVD) bestimmt. Ein sPAP von > 50 mmHg deutet bei zugrunde liegender Leberzirrhose bzw. bei LTx-Kandidaten mit hoher diagnostischer Wahrscheinlichkeit auf eine PoPH hin (Sensitivität 97 % und Spezifität 77 %).

Rechtsherzkatheter (RHKT): Ein sPAP > 50 mmHg in der Echokardiographie erfordert weitere Diagnostik über eine RHKT-Untersuchung. Die endgültige Diagnosestellung einer PoPH ist erst nach Durchführung einer RHKT-Untersuchung möglich.

Über einen venösen Zugang (in der Regel *V. femoralis* oder *V. basilica* wird ein Swan-Ganz-Katheter bis in die

Arteria pulmonalis eingebracht. Hier kann die komplette Hämodynamik im kleinen Kreislauf bestimmt werden (pulmonalarterieller Druck [PAP], pulmonalkapillärer Wedge-Druck [PCWP], rechtsventrikulärer Druck [PRV] und der Druck im rechten Vorhof [RAP]). Eine besondere Bedeutung hat der Vergleich des diastolischen PAP mit dem PCWP zur Differenzierung einer präkapillären von einer postkapillären pulmonalen Hypertonie. Über eine zusätzliche Bestimmung des Herzzeitvolumens (Thermodilution oder Fick´sches Prinzip) kann der pulmonalvenöse Widerstand (PVR) errechnet werden. Gegebenenfalls kann in gleicher Sitzung das Ansprechen auf eine vasoaktive Therapie ausgetestet werden.

Die hämodynamischen Kriterien für eine PAH werden definiert als mittlerer pulmonalarterieller Druck (PAPm) von > 25 mmHg in Ruhe mit einem pulmonalkapillären Wedge-Druck (PCWP) von < 15 mmHg. Gleichzeitig ist für die Diagnose einer PoPH eine pulmonalvaskuläre Resistenz (PVR) von > 240 dyn*s*cm^{-5} notwendig, um die wahre PoPH von einer pulmonalen Hypertonie zu unterscheiden, die auf einer hyperdynamen Kreislaufsituation beruht. Auf Basis des PAPm wird die PoPH eingeteilt in mild (PAPm 25 – 35 mmHg), moderat (PAPm 35 – 45 mmHg) und schwer (PAPm > 45 mmHg) (Tab. 26).

Messung des portal-venösen Drucks: Bei Patienten mit Zirrhose (nicht bei solchen mit nichtzirrhotischer portaler Hypertonie!) kann der portale Druck indirekt bestimmt werden über die Katheterisierung der Lebervenen. Unter Verwendung desselben venösen Zugangs wie bei der Rechtsherzkatheterisierung, wird ein 7F-Verschlusskatheter unter Röntgenkontrolle in die Lebervene vorgeschoben. Der freie und der Lebervenenverschlussdruck werden dreimal bestimmt, und der Lebervenendruckgradient wird daraus berechnet (normal < 5 mmHg). Ein Lebervenendruckgradient von > 10 mmHg bedeutet eine klinisch signifikante portale Hypertonie, welche den Schwellenwert darstellt für die Entwicklung von Ösophagusvarizen und Aszites.

Therapie

Verschiedene Behandlungsoptionen für die PAH haben bei der PoPH Anwendung gefunden. Allerdings fehlen noch randomisierte Kontrollstudien zur Anwendung der medikamentösen Therapieansätze.

Unspezifische Therapie

Für **Terlipressin** wurde nach einwöchiger Anwendung eine signifikante Reduktion des PAPm gezeigt. Dagegen verschlechtert die Anwendung von Propranolol bei Patienten mit PoPH die Belastbarkeit und die pulmonale Hämodynamik und ist daher hier kontraindiziert.

Spezifische Therapie

Nichtselektive **Endothelin-Antagonisten** wie Bosentan und Ambrisentan führen zu einer Verminderung der PVR, verbessern die klinischen Symptome und die Belastbarkeit, sind oral anwendbar und werden gut toleriert. Bosentan wird allerdings im Gegensatz zu Ambrisentan ein hepatotoxisches Potenzial beigemessen.

Prostanoide: Epoprostenol und Treprostinil werden intravenös oder inhalativ angewandt, verbessern die pulmonale Hämodynamik, unterstützen eine Überbrückung bis zur LTx und sind aufgrund der i.v.-Applizierbarkeit die Therapie der Wahl zur perioperativen

Abdeckung. Hinsichtlich einer eingeschränkten Leberfunktion ist die Anwendung von Prostanoiden unbe-
denklich.

PDE-5-Inhibitoren: PDE-5-Inhibitoren haben sich
allein und auch in Kombination mit inhalativen Prostanoiden als effektiv erwiesen. In Fällen von schwerem
PoPH kann sogar eine Dreifachtherapie aus Prostacyclin,
PDE-5-Hemmer und Bosentan erfolgreich die Wartezeit
zur LTx überbrücken und auch postoperativ als Erhal-
tungstherapie fortgeführt werden.

**Transjugulärer intrahepatischer portosystemischer
Shunt (TIPS):** Die Anlage eines TIPS verschlechtert
beim PoPH die Hämodynamik und kann eine zirrhose-
bedingte Kardiomyopathie verschlechtern bzw. klinisch
demaskieren. Ein TIPS ist daher für die Behandlung bzw.
bei Vorliegen eines PoPH nicht indiziert.

Lebertransplantation: Einerseits stellt die LTx die einzige ursächliche Therapie für die PoPH dar. Andererseits
ist die Morbidität und Mortalität nach Transplantation
deutlich erhöht bei der PoPH. Bei Patienten mit mäßig
erhöhtem PAPm (35–50 mmHg) vermag eine spezifische perioperative Therapie der PoPH die LTx zu erleich-
tern und wird daher empfohlen. Patienten mit einem
PAPm von > 45 mmHg sollten nicht lebertransplantiert
werden aufgrund einer stark erhöhten postoperativen
Mortalität wegen Rechtsherzinsuffizienz.

Grundsätzlich ist die LTx bei der PoPH keine generell
empfohlene Indikation und setzt ein interdisziplinäres
Patientenmanagement an einem erfahrenen Zentrum
voraus.

CAVE

→ Auf die Verwendung von Kalziumantagonisten sollte bei der PoPH verzichtet werden, da diese zu einer Erhöhung des hepatovenösen Druckgradienten und somit zu einem Progress der portalen Hypertonie führen können.

→ Auf die Verwendung von Antikoagulanzien sollte, v. a. bei Nachweis relevanter Ösophagusvarizen, verzichtet werden.

→ Da Betablocker eine Verschlechterung der Belastbarkeit und des PVR bewirken, sind sie bei der PoPH kontraindiziert.

→ Nitrate senken zwar den PAPm und PVR, können aber Fallberichten zufolge in Einzelfällen bei Patienten mit PoPH zu schwerer katecholaminpflichtiger Hypotension führen. Entsprechend gelten Nitrate derzeit weder als indiziert noch als kontraindiziert, Letzteres allerdings bei gleichzeitigem Einsatz von PDF-5-Inhibitoren.

9 Leberinsuffizienz bei Sepsis

Über eine mögliche Assoziation einer schweren Pneumonie mit dem Auftreten eines Ikterus ist erstmals bereits 1896 berichtet worden. Im Laufe der Zeit wurde jedoch folgerichtig erkannt, dass eine schwere Sepsis, unabhängig vom Infektionsort, zu Störungen der Leberfunktion führen kann. **Die Leberdysfunktion ist eine Folge des septischen Multiorganversagens** und tritt nicht nur im Rahmen einer Sepsis bzw. eines septischen Schocks auf, sondern auch im Rahmen von Pankreatitis, Verbrennungen und Polytrauma, die zu einer massiven systemischen Inflammation führen. Die Inzidenz einer Leberdysfunktion wird im Rahmen einer schweren Sepsis und septischem Schock mit ca. 20 % angegeben und tritt somit seltener in Erscheinung als ein septisch bedingtes akutes Nierenversagen (30 %) oder Lungenversagen (30 %). Laborveränderungen im Sinne eines Anstiegs des Bilirubins treten erst im Spätstadium auf.

9.1 Klinische Symptomatik sowie laborchemischer Marker

Kennzeichnend für die septische Leberinsuffizienz im Rahmen eines Multiorganversagens ist der Anstieg des Bilirubins auf das Vierfache der Norm, der alkalischen Phosphatase auf das Fünffache der Norm sowie eine Verdreifachung der Transaminasen. Der Anstieg des Bilirubins im Rahmen einer schweren Sepsis ist meist erst ein bis drei Wochen danach zu erwarten, insbesondere, wenn die Sepsis nicht beherrscht werden kann. Diese Ergebnisse führten zu der Annahme, dass die Leber eher als „widerstandsfähiger" gegenüber einer Sepsis eingestuft wurde, da eine septisch bedingte Leberinsuffizienz, gemessen am Bilirubinwert, wesentlich später in Erscheinung trat als ein akutes Nieren- oder Lungenversagen. Jedoch konnte in einer neueren Untersuchung, bei der die Leberfunktion mittels der Indiocyaningrünclearance (PDRICG) ermittelt wurde, eine Einschränkung der Leberfunktion bereits im Frühstadium beobachtet werden.

Bei kritisch kranken Patienten sollte ein unklarer Ikterus immer Anlass für ein Infektscreening sein. Nach erfolgreicher antibiotischer Therapie sollten sich die Laborparameter (insbesondere das Serumbilirubin) jedoch innerhalb von 2–30 Tagen normalisieren. Bei schweren Sepsisverläufen (z. B. im Rahmen einer generalisierten Peritonitis) sind protrahierte Verläufe der Cholestase möglich, oft wird in diesen Fällen ein biphasischer Verlauf beobachtet (Bilirubingipfel nach ca. 20 Tagen, gefolgt vom Gipfel der alkalischen Phosphatase nach ca. 50 Tagen). **Eine fehlende Regredienz des Serumbilirubins bzw. ein zweiter Bilirubingipfel sollten als Ausdruck einer insuffizienten Therapie der Infektion gewertet werden.** Die Leberbiopsie ist zur Diagnose üblicherweise nicht notwendig und zeigt falls durchgeführt das Bild einer intrahepatischen Cholestase mit unspezifisch-reaktiver Hepatitis.

Pathophysiologie

Die Veränderungen an der Leber im Rahmen der Sepsis werden durch Änderungen der Mikro- und Makrozirkulation verursacht. Zusätzlich kommt die direkte Einwirkung verschiedener Substanzen in Frage. Zum einen kann eine direkte toxische Wirkung der Anlass der Leberinsuffizienz sein, aber auch Änderungen des Substratstoffwechsels können das bewirken. Die Cholestase wird in erster Linie durch Endotoxin-induzierte proinflammatorische Zytokine (z. B. TNF-α, IL-1; IL-6) ausgelöst, die die Funktion hepatobiliärer Transportsysteme für Gallensäuren und Bilirubin hemmen. Die Konjugationsleistung der Leber wird im Rahmen der Sepsis durch die Zytokine nicht beeinträchtigt, wohl aber die kanalikulären Exportpumpen (MRP-2) für das Bilirubin. Dies erklärt, weshalb in der Sepsis bzw. auch im Rahmen der schweren Sepsis (ohne septischen Schock) eine isolierte Hyperbilirubinämie des konjugierten Bilirubins beobachtet wird, während die Leberenzyme (GOT/GPT) sowie die AP und die γ-GT weitgehend im Normbereich verbleiben. Die Untersuchungen der letzten zwei Jahrzehnte weisen darauf hin, dass neben Endotoxin auch Exotoxine (also Botenstoffe grampositiver Kokken) sowie unabhängig von einer Infektion eine systemische Inflammation (z. B. im Rahmen einer Verbrennung, Pankreatitis, Polytrauma usw.) zu einer Cholestase führen können. Sofern die Ursache nicht beherrscht werden kann, kann sich eine rasch progrediente sekundär sklerosierenden Cholangitis entwickeln, deren einzige kausale Therapie eine Lebertransplantation ist.

Die Lokalisation der Infektion scheint für die Entstehung des Ikterus eine zentrale Rolle zu spielen. **Intraabdominelle Ursachen einer Sepsis, wie z. B. eine perforierte Appendizitis oder perforierte Sigmadivertikulitis, sind für eine Cholestase prädisponierender als eine Pneumonie.** Die Ursache scheint in der venösen Drainage zu liegen. Während sich der Magen-Darm-Trakt via *Vena mesenterica superior* und *inferior* mit der *V. lienalis* zur *V. portae* vereint und damit einen direkten Zufluss zur Leber hat (die Zytokine kommen hier in hoher Konzentration zur Geltung), erfolgt die venöse Drainage der Lunge oder der Extremitäten via obere und untere Hohlvene. Hier

Tab. 27

Differenzialdiagnose Ikterus bei kritisch kranken Patienten

- Medikamentös-toxische Ursache
- Total parenterale Ernährung
- Rechtsventrikuläre Dekompensation bei septischer Kardiomyopathie
- Postoperative Leberinsuffizienz nach ausgedehnter Leberresektion (≥ 3 Segmente, insbesondere bei vorgeschädigter Leber, Zirrhose, Z. n. CTX, ASH, NASH)
- Idiopathischer Ikterus

CTX: Chemotherapie; ASH: alkoholische Steatohepatitis; NASH: nichtalkoholische Steatohepatitis

müssen die Zytokine zunächst über den Systemkreislauf über die *A. hepaticae* bzw. über die *A. mesenterica superior* und *inferior* zur Leber gelangen und sind somit verdünnt.

Die Diagnose einer septischen Leberzellschädigung sollte immer eine Ausschlussdiagnose sein. Einer Sepsis-assoziierten Cholestase liegen meist mehrere Auslöser zu Grunde.

Differenzialdiagnostisch kommen neben medikamentös-toxischen Ursachen zu lange parenterale Ernährung, sepsisassoziiertes Pumpversagen im Rahmen einer zirrhotischen Kardiomyopathie, postoperative Leberinsuffizienz nach ausgedehnter Leberresektion sowie der idiopathische Ikterus in Betracht (siehe Tab. 27). Eine mechanische Ursache muss unbedingt ausgeschlossen werden (Ultraschall, ggf. ERCP).

Aufgrund der Besonderheiten soll kurz gesondert auf den medikamentös-toxischen sowie auf den durch eine längerfristige parenterale Ernährung assoziierten Ikterus eingegangen werden.

9.2 Medikamentös-toxischer Ikterus

Medikamente stellen zwar eine wichtige, aber seltene Ursache einer Leberfunktionsstörung dar. Eine detaillierte Auflistung und Besprechung würde den Rahmen dieses Buches sprengen.

Typische Medikamente, die im Intensivsetting benutzt werden, sind Psychopharmaka, Antimykotika, hier besonders das Amphotericin B (heutzutage so gut wie keine Indikation mehr), sowie Antibiotika wie Amoxicillin-Clavulansäure (1 : 100.000), Flucoxacillin (1 : 15.000) sowie Makrolide. Diese können zu einer cholestatischen Hepatitis führen mit einer vorwiegenden Erhöhung des Bilirubins auf das Fünffache der Norm, aber nur milden Erhöhung der Transaminasen (< 5-Fache der Norm).

Im Gegensatz dazu sind asymptomatische, anikterisch verlaufende Transaminasenerhöhungen harmlos und ohne therapeutische Konsequenz, da sie häufig unter Antibiotikatherapie zu beobachten sind (z. B. 50 % der Patienten mit Clindamycin, 15 % Ciprofloxacin, 5 % Cephalosporine der 3. Generation, 1 % Amoxicillin) und sich meist trotz Fortsetzen der Antibiotikatherapie normalisieren.

Die Häufigkeit einer medikamentös-toxischen Hepatitis als Ursache eines Ikterus beim hospitalisierten Patienten ist beträchtlich geringer als die der sepsisinduzierten Cholestase (6 vs. 22 %).

Die Therapie der medikamentös bedingten cholestatischen Hepatitis besteht natürlich darin, die verursachenden Medikamente abzusetzen. Der Stellenwert der Ursodesoxycholsäure und Steroiden ist bei der medikamentös-toxischen Hepatitis noch nicht gesichert.

9.3 Totalparenterale Ernährung-induzierte Cholestase

Die totale parenterale Ernährung (TPE) kann zu biliären Komplikationen wie Sludge oder Cholecystolithiasis, aber auch zu Steatose und nichtalkoholischer Steatohepatitis (NASH) bei zu hoher Kalorienzufuhr führen.

Zum einen kommt es zu einer verminderten Stimulation der Gallensäuren (fehlende Stimulation durch gastrointestinale Hormone), bakteriellen Translokation aus dem Darm sowie zur Produktion toxischer Gallensäuren (Litocholsäure). Patienten mit ausgedehnter Darmresektion (Restdarm $\leq$ 50 cm) tragen zudem das Risiko, dass eine Leberzirrhose entstehen kann. Sofern keine Zirrhose vorliegt, ist die TPE-assoziierte Cholestase innerhalb von vier Wochen reversibel.

9.4 Postoperativer Ikterus

Der postoperative Ikterus stellt eine besondere Herausforderung an den Intensivmediziner dar. Gilt es doch zu unterscheiden zwischen einem septisch bedingten, medikamentös-toxischen oder einem „normalen" postoperativen Ikterus. Für den postoperativen Ikterus kommen verschiedene Ursachen in Betracht. Zum einen kann er durch eine vermehrte Bilirubinbelastung entstehen (Resorption von Hämatomen bei Polytrauma oder Hämolyse bei Z. n. Massentransfusion v. a. älterer Erythrozytenkonzentrate).

Eine der wichtigsten nicht septisch bedingten Ursachen ist die postoperative Leberinsuffizienz, vor allem nach ausgedehnten Leberresektionen (erweiterte Hemihepatektomie rechts oder links), Resektion in einer zirrhotischen Leber (Qualität der Leber bereits präoperativ eingeschränkt) oder aber eine ausgedehnte Resektion bei einem Klatskin-Tumor, da hier sehr viel funktionelles Lebergewebe reseziert wird. Auf die möglichen Therapieoptionen soll hier nicht näher eingegangen werden, für interessierte Leser sei ein kürzlich erschienener Review empfohlen (Van den Broek et al., 2008).

9.5 Therapie des septischen Leberversagens in der Intensivmedizin

Wer hier eine „Wundertherapie" oder eine spezifische „Lebertherapie" erwartet, der sieht sich leider getäuscht. Die einzige kausale Therapie ist die Beherrschung der Sepsis und zwar so früh wie möglich, entsprechend der „Early goal-directed therapy (EGDT)". Sobald die Sepsis erfolgreich behandelt ist, muss man hoffen, dass die Leber sich von selbst erholt. Für Leberersatzverfahren existieren immer noch keine evidenzbasierten Daten. Wenn überhaupt sind sie für Patienten mit einem primären Leberschaden, der sekundär zu einem Multiorganversagen geführt hat, geeignet, aber nicht für Patienten, bei denen die Leber im Rahmen des Multiorganversagens Schaden genommen hat.

Auf eine Auflistung der Therapierichtlinien bei Sepsis/septischen Schock soll hier nur kurz eingegangen werden.

Zunächst muss natürlich eine kausale Therapie im Sinne einer Fokussanierung erfolgen (Abszessentlastung, antibiotische Therapie, Revisionsoperation bei Anastomoseninsuffizienz).

Medikament der ersten Wahl beim septischen Schock ist die Zufuhr von Volumen. Ob kristalloide oder kolloidale Infusionslösungen zu einem besseren Outcome führen ist bis heute nicht geklärt. Zu berücksichtigen ist jedoch, dass **kristalloide Flüssigkeiten nur zu 25 % intravasal verbleiben und somit die 4fache Menge im Vergleich zu Kolloiden erforderlich ist, um denselben Volumeneffekt zu erzielen.** Eine große Studie mit nahezu 7.000 Patienten konnte aufzeigen, dass ein natürliches Kolloid zur Volumentherapie keinen Benefit gegenüber der Infusion von 0,9 %igem NaCl hatte. Allerdings ist anzumerken, dass nicht alle Patienten im septischen Schock waren, jedoch alle beatmet wurden und eine schwere Sepsis aufwiesen. Das Ziel der Volumentherapie ist, einen mittleren arteriellen Druck (MAP) von 70 mmHg zu erzielen. Jedoch sollte ein zentraler Venendruck (CVP) von 10 mmHg nicht überschritten werden. Auch wenn keine harten Daten existieren, so favorisiert der Verfasser eher eine kolloidale Volumen- therapie, begleitet von einem kristallinen Infusionsregime, welches der Hydratation dient.

Falls unter dieser Therapie der MAP unter 70 mmHg verbleibt, sollte dem Patienten ein Vasopressor im Form von Noradrenalin zugeführt werden. Sofern die Dosis von Noradrenalin 0,1 µg/kg/min überschreitet, sollte der Einsatz von niedrig dosiertem Hydrokortison in Erwägung gezogen werden. Bei einem Noradrenalin-refraktären Schock kann alternativ auch Terlipressin eingesetzt werden.

Kommt es zu einem Abfall des Herzindex im Rahmen der septischen Kardiomyopathie, so wird Dobutamin empfohlen. Allerdings kann es hierunter zu Tachykardien und Abfall des MAPs kommen, so dass es durchaus gerechtfertigt erscheint, auch Adrenalin in einer Dosis bis zu 0,1 µg/kg/min einzusetzen (Abb. 13).

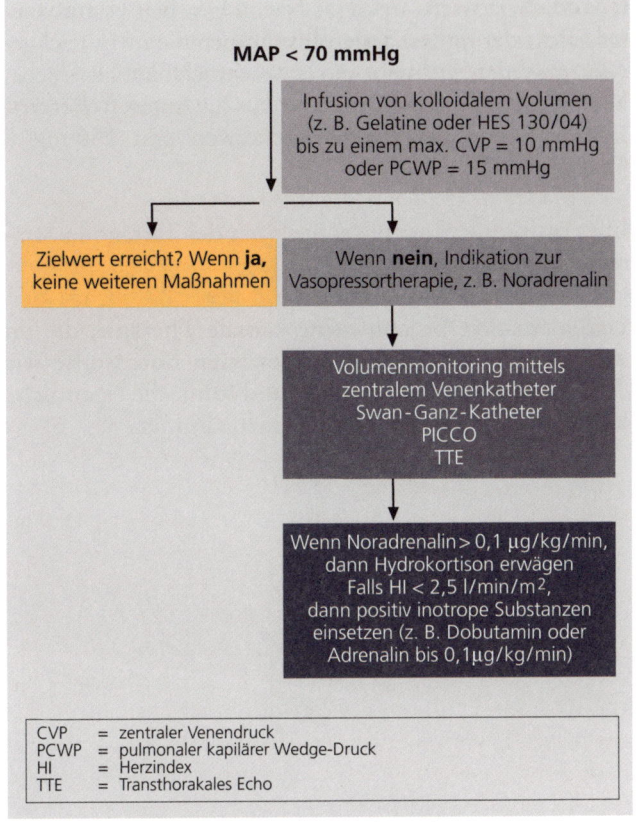

MAP < 70 mmHg

Infusion von kolloidalem Volumen
(z. B. Gelatine oder HES 130/04)
bis zu einem max. CVP = 10 mmHg
oder PCWP = 15 mmHg

Zielwert erreicht? Wenn **ja**, keine weiteren Maßnahmen

Wenn **nein**, Indikation zur Vasopressortherapie, z. B. Noradrenalin

Volumenmonitoring mittels
zentralem Venenkatheter
Swan-Ganz-Katheter
PICCO
TTE

Wenn Noradrenalin > 0,1 µg/kg/min,
dann Hydrokortison erwägen
Falls HI < 2,5 l/min/m²,
dann positiv inotrope Substanzen
einsetzen (z. B. Dobutamin oder
Adrenalin bis 0,1µg/kg/min)

CVP	= zentraler Venendruck
PCWP	= pulmonaler kapilärer Wedge-Druck
HI	= Herzindex
TTE	= Transthorakales Echo

Abb. 13: Therapiealgorithmus der Hämodynamik.

Im Jahre 2001 erschien eine Arbeit aus Belgien, die die Intensivmedizin sehr kostengünstig zu revolutionieren schien. Durch eine intensivierte Insulintherapie mit einem Ziel-Blutzuckerwert von 80–110 mg/dl konnte hier die Mortalität und Morbidität signifikant gesenkt werden. Diese Arbeit wurde kürzlich im Rahmen einer Multizenterstudie relativiert. In dieser Nachfolgearbeit konnte dieser Effekt der intensivierten Insulintherapie nicht nachgewiesen werden, vielmehr gab es wesentlich häufiger lebensbedrohliche Hypoglykämien, so dass die Autoren eher eine Intervention ab einem Blutzuckerwert von 150 mg/dl favorisieren.

Die Antibiotikatherapie sollte nach der Tarragona-Strategie ausgerichtet sein.

Leider existiert bislang keine kausale Therapie, die im Rahmen der Sepsis/SIRS freigesetzten Botenstoffe wie TNF-α und IL-2 zu hemmen und somit die eigentliche Ursache der Leberschädigung einzudämmen.

10 Ernährung auf der Intensivstation bei Leberproblemen

Ein Leberversagen kann entweder im Rahmen eines akuten Leberversagens (ALV) mit seinen Unterformen des hyperakuten, akuten oder subakuten Leberversagens, oder aber im Sinne des „acute on chronic liver failure", beispielsweise als dystropher Schub einer Leberzirrhose, oder als akute Dekompensation eines Morbus Wilson auftreten. Von der akuten Leberinsuffizienz im Rahmen eines ALV oder einer schweren Dekompensation bei Leberzirrhose sind aus prognostischen und therapeutischen Gründen die ischämische Hepatitis und die Cholestase im Rahmen des SIRS abzugrenzen. Dagegen nimmt die erst in den letzten Jahren vermehrt beachtete sekundär sklerosierende Cholangitis des kritisch Kranken – auch als „Critical-illness-Cholangiopathie" oder „Sclerosing cholangitis in critically ill patients (SC-CIP)" bezeichnet – nicht selten einen verzögerten, aber progredienten und ungünstigen Verlauf wie das subakute Leberversagen.

Das vorliegende Kapitel ist auf die Ernährung des Patienten mit ALV und der Patienten mit Leberzirrhose auf der Intensivstation fokussiert.

10.1 Stoffwechsel bei Leberinsuffizienz
Energiestoffwechsel
Die Leber hat alle anderen Gewebe mit oxidierbaren Substraten zu versorgen und daneben auch den eigenen Energiebedarf zu decken. Letzteres geschieht durch Oxidation von (a) aus dem Fettgewebe mobilisierten Fettsäuren und Glyzerin und (b) aus Erythrozyten und Muskulatur freigesetztem Laktat und Alanin sowie Pyruvat und anderen Ketosäuren. Für die anderen Organe pro-

duziert die Leber im Wesentlichen zwei oxidierbare Substrate: Glukose und Acetoacetat.

Der 24-h-Energiebedarf von Zirrhosepatienten beträgt ähnlich wie bei Gesunden etwa das 1,3-Fache des Grundumsatzes. Bei ALV ist der Ruheenergieumsatz gegenüber gesunden Probanden auf das 1,3-Fache erhöht. Der Energieverbrauch kann bei Intensivpatienten individuell sehr schwanken, deshalb sollte bei ALV der Energiebedarf durch Messung des Ruheenergieumsatzes ermittelt werden. Wenn die indirekte Kalorimetrie nicht verfügbar ist, lässt sich der Grundumsatz für kreislaufstabile Patienten mit Formeln wie beispielsweise der von Harris und Benedict abschätzen.

Kohlenhydratstoffwechsel

Patienten mit ALV sind durch eine ausgeprägte Hypoglykämieneigung gefährdet. Diese resultiert aus (a) Entleerung der Glykogenspeicher, (b) Reduktion bzw. Ausfall der Glukoneogenese durch massiven Leberzellverlust und (c) Hyperinsulinämie und Insulinresistenz. Die Hyperinsulinämie ist Folge einer gesteigerten Insulinsekretion bei verminderter hepatischer Insulindegradation. Bei der Leberzirrhose besteht sehr häufig eine gestörte Glukosetoleranz mit Insulinresistenz; bei bis zu 40 % der Zirrhosepatienten liegt ein manifester Diabetes mellitus vor.

Fettstoffwechsel

Die Verwertung exogener Lipide bei ALV ist nicht systematisch untersucht. In der klinischen Praxis hat sich gezeigt, dass intravenöse Fettemulsionen toleriert werden und als Energiequelle eingesetzt werden können. **Bei Zirrhosekranken ist Fett das bevorzugte oxidative Sub-**

strat für den Gesamtorganismus im postabsorptiven Status und die Verwertung von Nahrungsfett ist, gemessen an Plasmaclearance und Oxidation, nicht eingeschränkt. **Erhöhte Plasmaspiegel von Triglyzeriden sind meist durch extrahepatische Faktoren wie Alkohol, Sepsis oder Nierenversagen bedingt.**

Eiweiß- und Aminosäurenstoffwechsel

Bei ALV führt eine ausgeprägte Katabolie mit Freisetzung von Aminosäuren, vor allem Alanin, und Ammonium aus der Splanchnikusregion, zu vierfach über die Norm erhöhten Plasmaaminosäurenspiegeln und einer Zunahme der Plasmaosmolalität. Dabei zeigt das Aminosäurenmuster eine relative Abnahme von verzweigtkettigen Aminosäuren (VKAS) und eine relative Zunahme von Tryptophan, den aromatischen (AAS) und den schwefelhaltigen Aminosäuren. Aus der gesteigerten Proteinkatabolie und der zusammengebrochenen hepatischen Harnstoffsynthese resultiert die Hyperammoniämie, die ihrerseits zu einem Hirnödem durch Astrozytenschwellung führt.

Trotz Insulinresistenz bleibt bei Zirrhosepatienten die Insulinwirkung auf Aminosäurenutilisation und Proteinsynthese weitgehend erhalten, und ein erhöhtes Eiweißangebot kann von mangelernährten Zirrhosekranken auch tatsächlich zur Verbesserung von Eiweißstatus und Körperzusammensetzung genutzt werden. Auch bei der Zirrhose liegt eine gesteigerte Eiweißkatabolie vor, die zu einer Anflutung von nitrogenen Substanzen mit Hyperammoniämie und Verstärkung der Aminosäurenimbalanz führt. Diese ist durch eine Verminderung der überwiegend in der Muskulatur metabolisierten VKAS und eine Erhöhung der – bevorzugt hepatisch metabolisierten – AAS sowie von Methionin und Tryptophan gekennzeichnet und resultiert aus Umgehung der Leber durch die Kollateralkreisläufe.

Bei Patienten mit stabiler Zirrhose besteht ein gegenüber Normalpersonen erhöhter Eiweißbedarf von 1,2 g/kg/Tag. In Therapiestudien wurde Patienten mit Leberzirrhose und milder Enzephalopathie bis zu 1,8 g/kg/Tag und Patienten mit alkoholischer Hepatitis oder Zirrhose mit oder ohne geringgradige Enzephalopathie bis zu 1,6 g/kg/Tag ohne nachteilige Wirkungen gegeben. Die lange praktizierte **Eiweißkarenz zur Behandlung der hepatischen Enzephalopathie bei Zirrhosekranken hat keine Vorteile gegenüber einer normalen Eiweißzufuhr.**

Mineralstoffhaushalt

Bei ausgedehnten Leberzellnekrosen kann es zur Hypermagnesiämie und Hyperkaliämie, aber auch Hypokaliämie, Hypophosphatämie und Verdünnungshyponatriämie kommen. Eine **Hypophosphatämie findet sich bei fortgeschrittener Zirrhose und Mangelernährung, insbesondere bei Alkoholabusus häufig** und kann bei Einleitung der Ernährungstherapie zu einer Aggravierung der Hypophosphatämie mit Ausbildung des „Refeeding-Syndroms" führen.

Spurenelemente und Vitamine

Veränderungen des Spurenelement- und Vitaminstatus bei ALV sind nicht systematisch untersucht. **Bei Leberzirrhose liegen häufig Defizite für Zink, Selen, die wasserlöslichen Vitamine B_1, B_6, B_{12}, Folsäure und die fettlöslichen Vitamine A, D, E und K vor.** Bedeutsam ist vor allem der B_1-Mangel, der zur Wernicke-Enzephalopathie und unter parenteraler Ernährung zu Laktatazidosen führen kann.

Ernährungszustand

Akute Lebererkrankungen haben primär ähnliche metabolische Folgen wie jede andere Erkrankung, die zu einer Akutphasereaktion führt. Die Auswirkungen auf den Ernährungszustand hängen von Erkrankungsdauer und eventuell vorbestehender chronischer Lebererkrankung ab. Bei chronisch Leberkranken liegt meistens eine Mischform der Mangelernährung im Sinne einer Protein-Energie-Malnutrition in mehr als 60 % im Stadium Child-Pugh C vor. Bedeutsam ist das meist unterschätzte Eiweißdefizit u. a. durch die damit verbundene reduzierte (Atem-)Muskelfunktion.

Eine krankhafte Störung der Körperzusammensetzung kann am zuverlässigsten durch Ermittlung der Körperzellmasse mittels bioelektrischer Impedanzanalyse (BIA) objektiviert werden. Als Screening-Verfahren hat sich das „Subjective global assessment" (SGA) anhand einer Checkliste ernährungsrelevanter Daten aus Anamnese und körperlichem Befund bewährt.

10.2 Ernährungstherapie bei akutem Leberversagen

Bei ALV sind drei Ziele durch die Ernährungstherapie zu erreichen. Erstens, Sicherstellung der unverzichtbaren basalen Glukosemenge für glukoseabhängige Gewebe wie ZNS und Erythrozyten; dem entspricht die klinische Zielsetzung Therapie bzw. Prophylaxe der Hypoglykämie. Zweitens, Bereitstellung von Fettsäuren zur Energiegewinnung der Hepatozyten selbst und zur Ketogenese. Drittens, Bereitstellung von Protein bzw. Aminosäuren zur Korrektur der Aminosäurenimbalanz und Optimierung der Eiweißsynthese.

Enterale Ernährung

Die Reduktion der – auch für das ALV bedeutsamen – infektiösen Komplikationen durch die frühe enterale Ernährung von Polytraumapatienten hat dazu geführt, dass bei ALV wie auch bei kritischer Krankheit anderer Ätiologie inzwischen die enterale Ernährung der parenteralen Ernährung vorgezogen wird. In der klinischen Praxis wird sie meist über eine endoskopisch platzierte Jejunalsonde vorgenommen. Mit dieser Strategie führen europäische High-volume-Zentren die große Mehrheit ihrer ALV-Patienten ohne zusätzliche parenterale Ernährung. Hinsichtlich der Zusammensetzung der Nahrung können keine durch Daten belegbaren Präferenzen benannt werden. Der Einsatz von polymeren Standardnahrungen ist gängige Praxis, der Einsatz von Nahrungen mit erhöhtem Anteil von VKAS zur Korrektur der Aminosäurenimbalanz erscheint plausibel.

Folgt man der Sicht, dass das systemische Entzündungssyndrom und das Multiorganversagen auch bei ALV entscheidende Outcome-Determinanten sind, ist der Einsatz einer fettmodifizierten enteralen Nahrung mit erhöhtem Gehalt an Eikosapentaensäure, γ-Linolensäure und Antioxidantien zu erwägen; diese Nahrung senkt bei ARDS-Patienten Ressourcenverbrauch, Morbidität und Mortalität. Auch bei enteraler Ernährung bleibt ein adäquates metabolisches Monitoring unverzichtbar.

Parenterale Ernährung – Glukose

Glukoseaustauschstoffe haben auch deshalb keinen Platz in der Infusions- und Ernährungstherapie bei ALV, weil sie vor ihrer Oxidation in der Leber zu Glukose umgewandelt werden müssen. **Eine Glukosezufuhr von 2,0 g/kg/Tag entspricht der basalen hepatischen Glu-**

koseabgabe, also der Glukosemenge, die die Leber physiologischerweise im postabsorptiven Zustand an den Organismus zu Aufrechterhaltung der Gewebefunktionen abgibt und die bei völligem Ausfall der Hepatozytenfunktion zu ersetzen wäre. In der Praxis werden zur Prävention der Hypoglykämie 2,0 – 3,0 g/kg/Tag und zur bedarfsdeckenden Ernährung 3,0 – 3,5 g/kg/Tag als sinnvolle Zufuhrrate akzeptiert. Das metabolische Monitoring der Glukoseverwertung ist wichtig, um euglykämische Blutglukosewerte wie bei anderen kritisch Kranken zu erreichen. Gegebenenfalls ist die Glukosezufuhr zu reduzieren; eine Insulingabe sollte – außer bei Typ-I-Diabetikern – die Rate von 4 – 6 IU/h nicht überschreiten.

Parenterale Ernährung – Fett

Die Fettinfusion bei Leberinsuffizienz ist zwar teilweise noch als Kontraindikation deklariert, aber die gute Toleranz der intravenösen Fettinfusion ist in der klinischen Praxis belegt. Aufgrund des raschen Krankheitsverlaufs kommen i. v.-Fettemulsionen bei hyperakutem Leberversagen praktisch nicht zum Einsatz. Bei akutem und insbesondere subakutem Leberversagen werden mehrheitlich MCT/LCT-Emulsionen eingesetzt. Zu den neueren Fettemulsionen (Olivenöl und/oder ω-3-Fettsäuren) liegen noch keine Berichte vor. Bei ALV unklarer Ätiologie, insbesondere bei Vorliegen einer mikrovesikulären Steatose, muss eine Störung der mitochondrialen Fettoxidation in Betracht gezogen werden; in diesem Fall könnte die exogene Fettzufuhr zu einer Verschlechterung der Stoffwechsellage führen.

Plasma-Clearance und Oxidation von infundiertem Fett sind sowohl bei stabilen Zirrhosepatienten als auch bei Patienten mit Sepsis und Leberinsuffizienz nicht eingeschränkt. Tritt jedoch ein akutes Nierenversagen hinzu, ist die verzögerte Elimination von sowohl LCT als auch MCT/LCT-Emulsionen zu beachten. Glukose und Fett wurden in Studien als energieliefernde Substrate in einem kalorischen Verhältnis von 40 – 50 : 50 – 60 (F : G) eingesetzt. Die Lipidverwertung an Hand der Plasmatriglyzeridspiegel monitorisiert werden (Ziel: < 400 mg/dl).

Parenterale Ernährung – Aminosäuren

Zum Einsatz von Aminosäuren bei hyperakutem LV besteht eine große Unsicherheit, weil eine Hyperaminoazidämie vorliegt, die an der Entstehung des prognostisch hochrelevanten Hirnödems beteiligt sein kann. Bei akutem und subakutem Leberversagen wurden Aminosäurenlösungen von zwei Dritteln der im Jahr 1999 befragten europäischen Zentren eingesetzt. Dabei kommen sowohl Standard- als auch leberadaptierte Aminosäurenlösungen in Dosierungen von 0,5 bis 1,5 g/kg/Tag zum Einsatz. Leberadaptierte Lösungen mit erhöhtem (35 – 45 %) Gehalt an VKAS und reduziertem Gehalt von AAS, Methionin und Tryptophan wurden zur Behandlung der hepatischen Enzephalopathie im Rahmen einer „Acute on chronic"-Situation eingeführt. Sie tragen der Aminosäurenimbalanz bei Leberzirrhose Rechnung. Zum metabolischen Monitoring werden bei ALV Plasma-Ammoniumspiegel bestimmt (Grenzwert ≤ 100 µmol/l).

10.3 Intensivpatienten mit Fettleber bzw. Fettleberhepatitis

Im Vordergrund stehen Reduktion bzw. Vermeidung von gesicherten Risikofaktoren, wie einem Überangebot von Kohlenhydraten oder vollständigem Fasten. Empfehlenswert sind daher eine Alkoholentwöhnung bei bedarfsdeckender Energie- und Eiweißzufuhr bzw. bei nicht alkoholischer Genese und Adipositas eine moderat energiereduzierte Ernährung. Bei langfristiger parenteraler Ernährung kritisch Kranker mit vorbestehender Fettleber ist unbedingt eine hyperkalorische Ernährung zu vermeiden, um eine nutritiv bedingte weitere Leberschädigung zu verhindern.

Alkoholhepatitis

Patienten mit Alkoholhepatitis sind häufig hypermetabol und sollten daher hochkalorisch (Nichteiweißenergie: 25–30 kcal/kg/Tag) unter Verwendung von Fett (35–50 % der Energiezufuhr) ernährt werden. Die parenterale Therapie ist eine wirksame therapeutische Option, wenn die enterale Ernährung kontraindiziert ist oder nicht toleriert wird. Im direkten Vergleich mit einer vierwöchigen Prednisolontherapie zeichnete sich die enterale Sondenernährung durch eine niedrigere Sterblichkeit, insbesondere in Folge von Infektionen bei den Patienten aus, die die ersten vier Behandlungswochen überlebten. Die Behandlung mit Antioxidantien zeigte keinen Zugewinn gegenüber Prednisolon.

Intensivpatienten mit Leberzirrhose

Die metabolische Basis und die Expertenempfehlungen zur Ernährung von Patienten mit Leberzirrhose sind in den Leitlinien der DGEM (www.dgem.de), der DGVS und der ESPEN (www.espen.org) ausführlich dargelegt. In der klinischen Praxis ist zu beachten, dass bei Patienten mit Leberzirrhose (a) häufig eine schwere Mangelernährung mit sofortigem Handlungsbedarf vorliegt, (b) Eiweißmangel und Hypermetabolismus eine schlechte Prognose anzeigen, (c) Nahrungskarenz schon nach zwölf Stunden zu einem Hungerstoffwechsel mit Proteinkatabolie führt, wodurch Hyperammoniämie und Enzephalopathie begünstigt werden und (d) häufig eine Inappetenz und die Unfähigkeit zu einer spontanen bedarfsdeckenden Nahrungsaufnahme bestehen.

Mangelernährte Zirrhosepatienten erreichen durch orale Ernährung *ad libitum* meist keine Bedarfsdeckung und sollten eine zusätzliche enterale Ernährungstherapie erhalten, vorzugsweise als orales Nahrungssupplement von hoher Energiedichte (z. B. 2,4 kcal/ml, also 300 kcal in 125 ml). Bei unzureichender oder fehlender spontaner Nahrungsaufnahme kann durch die zusätzliche über eine Sonde applizierte enterale Ernährung ein Vorteil hinsichtlich Überleben und Leberfunktion erzielt werden. Bei kritisch Kranken führt die kontinuierliche enterale Ernährung über eine jejunal platzierte Sonde am verlässlichsten zum Ziel, da Motilitätsstörungen den Magen häufiger und nachhaltiger betreffen als den Dünndarm. Mehrlumen-Sonden (z. B. TreLumina®, Fresenius) erlauben die gleichzeitige gastrale Entlastung bei Fortführung der jejunalen Ernährung mit einer polymeren Standardnahrung hoher Energiedichte ($\geq$ 1,5 kcal/ml). Eine Eiweißzufuhr bis zu 1,8 g/kg/Tag wurde ohne nachteilige Auswirkungen hinsichtlich einer hepatischen Enzephalopathie toleriert. Der Einsatz einer enteralen Nahrung mit hohem VKAS-Anteil (Fresubin® hepa) ist sinnvoll bei manifester hepatischer Enzephalopathie. Wiederholt wurde die Befürchtung geäußert, durch Sondeneinsatz eine Varizenblutung auszulösen; in den Studien mit Sondenernährung fand sich aber keine erhöhte Blutungsevidenz. Wie bei anderen kritisch Kranken sollte auch bei Patienten mit Leberzirrhose eine langfristig ausschließlich parenterale Ernährung vermieden und zügig eine enterale Ernährung angestrebt werden.

Enzephalopathie bei Leberzirrhose

Schon die adäquate Ernährung per se wirkt der hepatischen Enzephalopathie entgegen. Stellt die Enzephalopathie das wesentliche Problem dar, müssen andere auslösende Faktoren wie Infektion, Blutung, Elektrolytimbalanz, Azotämie, Medikamente (z. B. Benzodiazepine, Diuretika) sorgfältig ausgeschlossen werden, bevor eine Einweißintoleranz angenommen wird. Nur in diesem sehr seltenen Fall ist eine Eiweißrestriktion vorzunehmen, die jedoch nach 48 Stunden durch den Aufbau einer normalen Eiweißzufuhr abgelöst werden sollte. **Bei gesicherter Eiweißintoleranz kann durch Supplementierung mit verzweigtkettigen Aminosäuren (VKAS) risikofrei eine adäquate Stickstoffzufuhr erreicht werden. Für die überwiegende Mehrzahl der Patienten mit Zirrhose und Enzephalopathie ist eine Eiweißrestriktion nicht notwendig und sogar von Nachteil.**

Präkomatöse und komatöse Patienten (Enzephalopathie III-IV°) werden aufgrund der gestörten Vitalreflexe (Husten, Schlucken) vorzugsweise parenteral mit einem Regime ernährt, das 25–30 kcal/kg/Tag Nicht-Eiweißenergie in Form von Glukose und Fett (35–50 % der Kalorienzufuhr) zuführt, während eine adäquate Stickstoffzufuhr durch Gabe von 1,0 g/kg/Tag einer VKAS-angereicherten Aminosäurenlösung erreicht wird. In einer Metaanalyse konnte gezeigt werden, dass VKAS die Aufwachrate von Patienten mit Enzephalopathie verbessern, nicht jedoch die kurzfristige Sterblichkeit. Dabei ist zu bedenken, dass ein Behandlungseffekt auf die hepatische Enzephalopathie nur schwer nachweisbar ist, wenn gleichzeitig Komplikationen der Zirrhose, wie gastrointestinale Blutungen, Sepsis oder Nierenversagen, vorliegen, die das klinische Ergebnis dominieren.

Ernährung bei GI-Blutungen

Angesichts entleerter hepatischer Glykogenspeicher darf der Zirrhosepatient mit einer stattgehabten GI-Blutung gleich welcher Quelle keinesfalls nahrungskarent gehalten werden. **Die Nahrungskarenz würde lediglich den schon vorhandenen katabolen Stress erhöhen und so den Weg in die Enzephalopathie und Verschlechterung der Leberfunktion beschleunigen.** Wenn eine enterale Ernährung aus endoskopisch interventionellen Gründen zunächst unterbleiben muss, dann ist der unverzügliche Beginn einer periphervenösen hypokalorischen Ernährung immer besser als das Ausbleiben einer zentralvenösen vollen parenteralen Ernährung.

Hämoglobin enthält kein Isoleuzin, weshalb Blut als Eiweiß minderer biologischer Wertigkeit angesehen werden muss. In dieser Tatsache liegt die Ursache für das klinisch wohlbekannte Phänomen, dass eine obere GI-Blutung ein hohes Potenzial zur Auslösung einer Enzephalopathie hat. Diese für eine optimale Eiweißsynthese unvorteilhafte Situation kann durch Isoleuzin-Infusion beseitigt werden. Allerdings ist bislang kein entsprechendes Präparat zugelassen, so dass für die klinische Praxis auf leberadaptierte Aminosäurenlösungen mit ihrem erhöhten VKAS-Anteil zurückgegriffen werden muss.

Perioperative Ernährung bei chronisch Leberkranken

Bei stabiler Zirrhose ist eine routinemäßige präoperative parenterale Ernährung nicht erforderlich. **Bei Zirrhosepatienten sollte eine Ernährungstherapie unmittelbar postoperativ begonnen werden**; sie kann als parenterale Ernährung mit Standard-Aminosäurenlösungen vorgenommen werden. Wahrscheinlich ist die frühe enterale

Ernährung ebenso wirksam wie die frühe parenterale Ernährung.

Lebertransplantation

Detaillierte Ausführungen zu diesem Thema finden sich in den entsprechenden Leitlinien (www.dgem.de und www.espen.org). Nach der Lebertransplantation benötigen die Patienten ein Ernährungsregime, das sich nicht grundsätzlich von dem nach großen abdominalen Eingriffen unterscheidet. Eine frühe enterale Ernährung reduziert sowohl die postoperative Morbidität als auch die Kosten. Tierexperimentelle Daten belegen eine bessere Transplantatfunktion, wenn der hirntote Spender bis zur Organentnahme voll bilanziert ernährt wurde.

Tab. 28

Merksätze zur Ernährung des Zirrhosekranken auf der Intensivstation
▪ Häufig schwere Mangelernährung mit sofortigem Behandlungsbedarf
▪ Eiweißmangel und Hypermetabolismus: signum mali ominis
▪ Adäquate Energiezufuhr sichern (Nicht-Protein-Energie 25 kcal/kg/Tag)
▪ Indirekte Kalorimetrie einsetzen, falls verfügbar
▪ Genügend Eiweiß geben (1,2–1,5 g/kg/Tag), VKAS-reiche Aminosäurenlösungen nach GI-Blutung und bei HE III°–IV° einsetzen
▪ Fett als Brennstoff einsetzen (Fettsäure-Ratio n6 : n3 = 2 : 1)
▪ Enterale Ernährung einsetzen (Sonde; Trinknahrung)
▪ Parenterale Ernährung wenn enterale nicht ausreicht.
▪ Refeeding-Syndrom vermeiden
▪ Vitamin B_1 vor Glukosegabe substituieren; auch andere Vitamine und Spurenelemente substituieren

11 Sekundär sklerosierende Cholangitis (SSC) bei kritisch kranken Patienten nach Aufenthalt auf Intensivstation

Während toxische oder zirkulatorische Ereignisse im Rahmen des Aufenthalts auf Intensivstation sehr rasch zu verschiedenen in diesem Buch erörterten Komplikationen ganz überwiegend hepatozellulären Ursprungs führen können, wurde mit zunehmender Häufigkeit in den vergangenen Jahren eine bisher bei Intensivstationspatienten kaum bzw. nicht bekannte spät auftretende Sekundärkomplikation beschrieben: die sekundär sklerosierende Cholangitis (SSC).

Diese Erkrankung des biliären Ausflusstraktes wird charakterisiert durch entzündliche Vorgänge am Gallenwegsepithel, die über eine fibrosebedingte Obliteration

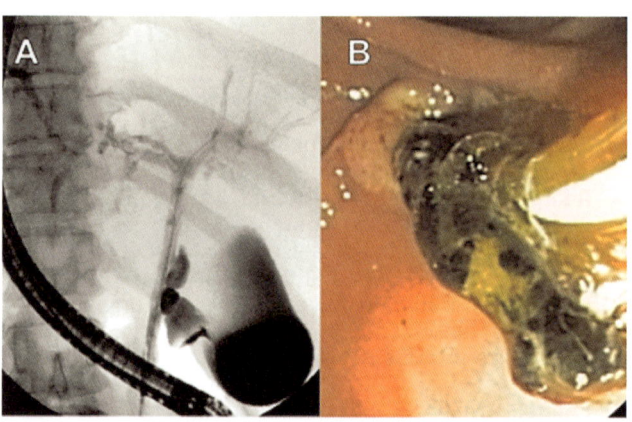

Abb. 14 A+B: SSC nach Polytrauma mit hämorrhagischem Schock.
(A: ERC-Bild, wolkiger Aspekt der Gallenwege links > rechts);
(B: endoskopisches Bild an der Papilla vateri: Extraktion schwarzer Cast-Zylinder)

mit konsekutivem Verlust der kleinen und mittleren Gallenwege zu einer chronischen Abflussstörung mit sekundär entstehender Leberfibrose und später unvermeidbar auch -zirrhose führen.

Auslöser dieser – wenn einmal in Gang gekommenen, ärztlich nur begrenzt positiv beeinflussbaren – Mechanismen können ganz verschiedenartige Schädigungen des hepatobiliären Systems sein. In einigen Fällen kann ein direkter ätiologischer Zusammenhang mit einem bestimmten Ereignis oder Pathogen nicht hergestellt werden. Trotzdem ist der Ablauf der Erkrankung, wenn sie vom Patienten über lange Zeitdauer erlebt wird, ungeachtet der Ursache annähernd uniform. Die Einmündung in die Endstrecke nahezu aller chronischen Lebererkrankungen, die irreversible Zerstörung des Leberparenchyms unter Ersatz durch ein funktionsloses Fasergerüst, nämlich die Leberzirrhose, kennzeichnet die häufigen schlechten Verläufe der sekundär sklerosierenden Cholangitis, sei sie in Folge eines Aufenthalts auf Intensivstation oder eines anderen Ereignisses aufgetreten. (Defekt-)Heilungen sind ebenfalls möglich, benötigen aber mitunter Monate bis Jahre.

In diesem Kapitel sollen die heute bekannten Ursachen und Entwicklungsmechanismen der SSC beschrieben werden, dazu wird über die histologischen und funktionellen Charakteristika, die Diagnosestellung und die möglichen Therapieverfahren berichtet.

11.1 Anatomie des Gallenwegssystems

Das Gallenwegssystem wird anatomisch aufgeteilt in einen extrahepatischen (bestehend aus *Ductus hepaticus dexter et sinister, Ductus hepato-choledochus, Ductus cysticus*

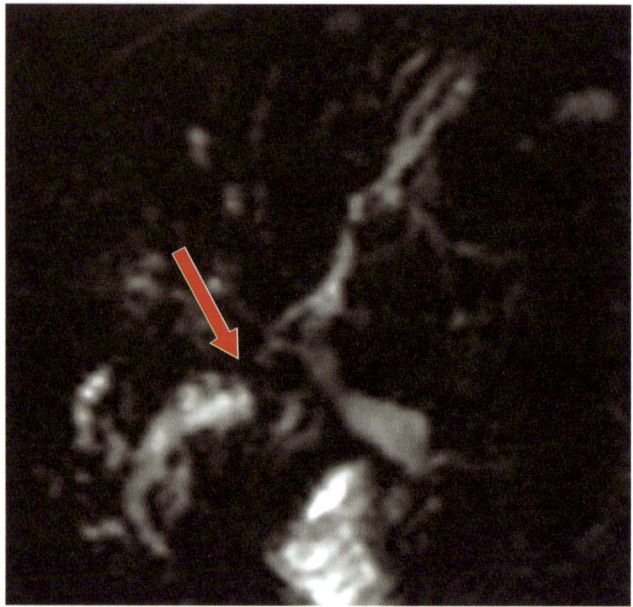

Abb. 15: SSC nach Langzeitbeatmung bei Pneumonie.
(Magnetresonanztomographische Cholangiopankreatikographie MRCP:
deutlich erweitertes rechtsseitiges Gallenwegssystem mit Stenose
(Pfeil), unregelmäßig berandetes linksseitiges Gallenwegssystem)

und Gallenblase) und einen intrahepatischen Anteil
(bestehend aus den Segment- und Subsegementästen
sowie ihren kleineren zuführenden Ästen). Die Segment-
äste und ihre zuführenden Äste erster und zweiter Ord-
nung sind mikroskopisch sichtbar und durch Kontrast-
mittelfüllung auch in vivo darstellbar.

Sie werden ausgekleidet von einem einschichtigen hoch-
prismatischen Zylinderepithel. Periduktal findet sich
eine Schicht faserhaltigen Bindegewebes, ähnlich aufgebaut sind die septalen Gänge, die ebenfalls eine Gang-

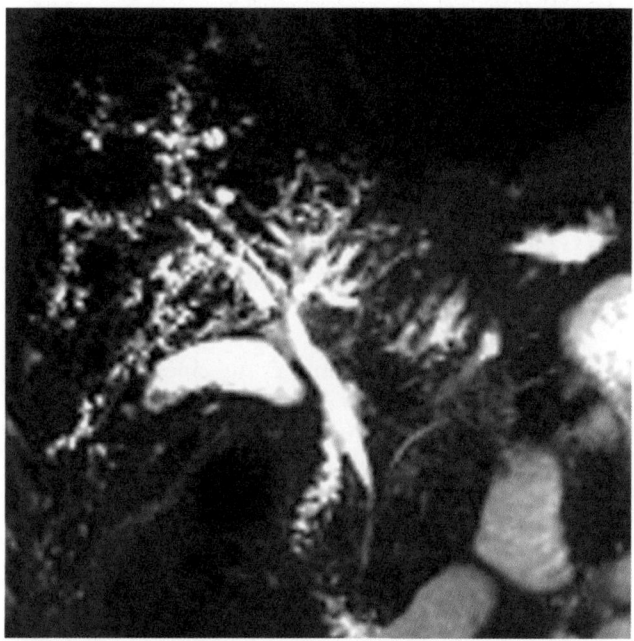

Abb. 16: SSC nach septischem Schock und Langzeitbeatmung.
(Magnetresonanztomographische Cholangiopankreatikographie MRCP:
perlschnurartige Veränderungen der intrahepatischen Gallenwege in beiden Leberlappen)

wand besitzen. Die kleinsten, 20 – 80 μm großen, nur
mikroskopisch sichtbaren *Ductuli* in den Interlobular-
zonen und den Portalfeldern hingegen werden von nie-
drigprismatischem Epithel gesäumt und sind ohne Wand
oder Bindegewebsumfassung. **Die vaskuläre Versorgung
des intrahepatischen Gallenwegssystems findet nahezu
ausschließlich über peribiliäre Plexus der Arteria hepatica statt**, während die großen extrahepatischen Gallenwege über andere Zuflüsse versorgt werden, was
pathophysiologisch von Relevanz ist. Ein kritischer Per-

fusionsausfall in der Leberarterie kann daher nicht durch Kollateralsysteme kompensiert werden.

11.2 Pathogenese des Gallenwegsverlusts

Der sekundäre Gallenwegsverlust (im angloamerikanischen Sprachraum *„vanishing bile ducts"* genannt) wird gekennzeichnet durch die erworbene Abwesenheit von Gallenwegen in zahlreichen Portalfeldern und so *per definitionem* abgegrenzt von angeborenen Hypo- oder Aplasien des biliären Traktes.

Auf zellulärer Ebene kommt es zu einer Störung der Homöostase zwischen Gallenwegszellproliferation und -abbau, Letzterer wird hauptsächlich durch Apoptosevorgänge reguliert. **Cholangiozelluläre Apoptose** kann durch eine Vielzahl von molekularen Mechanismen ausgelöst werden, hier sollen nur exemplarisch Sauerstoffmangel, bakterielle Toxine, immunologische Mechanismen, ionisierende Strahlen und (medikamentös-) toxische Schädigungen genannt werden. Übersteigt der Apoptosevermittelte Zellverlust die Regenerationsfähigkeit der Gallenwegsepithelzellen, kommt es zu einem Nettoverlust von Gallenwegsstrukturen. Die abgestorbenen Zellen werden dabei regelmäßig in das Ganglumen abgestoßen (sequestriert) und können dort als sog. „biliärer Cast" obstruktiv wirken. Prinzipiell ist nach Beendigung des proapoptotischen Stimulus eine Regeneration und Wiederherstellung der Gallenwegs-Homöostase durch Einwanderung von hepatischen Stammzellen bzw. Progenitorzellen aus den Portalfeldern möglich, wirkt das Pathogen jedoch fort oder ist der Gallenwegsepithelverlust zu ausgedehnt, können die Reparaturvorgänge nicht ausreichen, um das Fortschreiten der Erkrankung aufzuhalten.

11.3 Ätiologie der sekundär sklerosierenden Cholangitis (SSC)

Eine ganze Reihe von klinischen Ereignissen können zur Ausbildung eines Gallenwegsverlustes und zur Ausbildung einer SSC führen, auch wenn der Stimulus nicht immer identifiziert werden kann. Dies gilt insbesondere bei multifaktoriellen Genesen, wie sie nach längeren Aufenthalten auf Intensivstationen aufgrund der Kombination kritischer Ereignisse dort auftreten.

1. Bereits früh identifiziert wurden die pathogenen Effekte von chronischen Gallenwegsobstruktionen, wie sie bei Gallensteinleiden, Strikturen nach Trauma oder chirurgischen Eingriffen, obstruierenden Neoplasien (benigne oder maligne) und transplantationsassoziierten Gallenwegsstenosierungen auftreten, da der Bezug zum Gallenwegssystem evident ist. Fehlender Galleabfluss und fortdauernde Einwirkung der toxischen Gallensäuren auf die Gallenwegsepithelien, häufig kompliziert durch sekundäre Infektionen (Cholangitiden), führen zur Bildung von Gallethromben und Bilirubinsteinen, periduktulärer Entzündungszellakkumulation und periportaler Fibrose.

2. Immunologische Ursachen beinhalten die v. a. im asiatischen Raum, aber durchaus auch in Europa zunehmend häufig diagnostizierte autoimmune Pankreatitis, die sich durch starke Infiltration der Portalfelder durch Lymphozyten und Plasmazellen auszeichnet, die eine ausgeprägte entzündliche Reaktion induzieren. Weitere Ursachen sind eine systemische Mastozytose mit Mastzellinfiltration des periduktulären Gewebes oder ein hypereosinophiles Syndrom.

3. Wie oben beschrieben bezieht das intrahepatische Gallenwegssystem seine Sauerstoffversorgung ausschließ-

lich über Plexus der Leberarterie ohne Kollateralversorgung und ist daher sehr empfindlich gegenüber Veränderungen der Perfusion in diesem Stromgebiet. **Jede Verletzung der Leberarterie im Rahmen von Trauma oder operativen Eingriffen birgt das Risiko einer schweren ischämischen Gallenwegschädigung.** Besonders anfällig sind aufgrund der relativ langen Ischämiezeit Empfänger von Lebertransplantaten, insbesondere im Falle einer postoperativen Thrombose der *A. hepatica.* Lokale Tumortherapien in der Leber über eine Infusion von zytostatischen Substanzen in Kombination mit embolisierenden Partikeln beinhalten ebenfalls ein nicht geringes Risiko einer Schädigung des Gallenwegssystems, insbesondere wenn keine super-selektive arterielle Kanülierung vorgenommen, sondern große Gefäßäste zur Infusion benutzt werden. Auch ohne direkte Einwirkung auf das arterielle Gefäßbett der Leber stellen Blutungs- oder schockassoziierte Hypotonien mit resultierender Zentralisation und splanchnischer Hypoperfusion eine häufige Ursache für die Entwicklung der SSC dar.

4. Die AIDS-Cholangiopathie, eine Gallenwegserkrankung von HIV-Infizierten, ist ebenfalls eine Form der SSC und wird meist durch Infektion mit *Cryptosporidium parvum* bzw. *Microsporidium* spp. hervorgerufen. Ähnliche Befunde sind auch bei immunsupprimierten Organtransplantatempfängern beobachtet worden. In beiden Populationen kann auch eine Zytomegalievirus-Infektion der Gallenwegserkrankung zugrunde liegen. In Westeuropa sind parasitäre Gallenwegserkrankungen (*Echinococcus, Ascaris, Clonorchis, Opisthorchis, Fasciola* spp.) selten.

5. Eine erst innerhalb der letzten Jahre beschriebene Form der SSC wird beobachtet bei Patienten während

bzw. nach Intensivstationaufenthalten wegen lebensbedrohlicher Erkrankungen (Trauma, Verbrennung, große chirurgische Eingriffe und verschiedene Formen des protrahierten Schocks), insbesondere nach komplizierender Sepsis und/oder Langzeitbeatmung mit hohen positiven endexspiratorischen Drücken (PEEP) und Vasopressoreneinsatz. Typischerweise entwickelt sich die Gallenwegserkrankung bei überlebenden Patienten diskordant zur erfolgreich therapierten zugrunde liegenden Primärerkrankung – während sie sich eigentlich erholen, kommt es zu einem Anstieg der Cholestaseparameter, die Hyperbilirubinämie führt zum Ikterus.

Aus o. g. Ausführungen wird ersichtlich, dass eine Vielzahl von verschiedenen klinischen Ereignissen oder Grunderkrankungen einer SSC zugrunde liegen kann, das auslösende Agens aber bisweilen auch entweder aufgrund multipler synchron auftretender Komplikationen oder wegen gänzlich fehlender typischer Anamnese (bis auf die intensivmedizinische Behandlung) nicht sicher identifizierbar ist.

Tab. 29

Mögliche Ätiologien der sekundär sklerosierenden Cholangitis (mod. nach Ruemmele et al., 2009)

- Langdauernde Gallenwegsobstruktion
- Infektion (Parasiten, Zytomegalievirus)
- Immunologische Ursachen (autoimmune Pankreatitis, eosinophile Cholangitis, Mastzellcholangiopathie)
- Ischämische Cholangiopathie (nach Lebertransplantation, intraart. Chemotherapie, Bestrahlung, Vaskulitis)
- Ischämie-ähnliche Cholangiopathie (kritisch Kranke, Langzeitbeatmung, Lebertrauma)

11.4 Diagnose der SSC

Erste Zeichen für die Entwicklung einer SSC sind – wie bei anderen Gallenwegserkrankungen auch – auf ein Mehrfaches des oberen Normbereiches ansteigende Cholestaseparameter, insbesondere der γ-GT und der AP, ebenso des (vornehmlich glucuronidierten, also direkten) Bilirubins. Der evtl. gleichzeitig bestehende Anstieg der Transaminasen ist dagegen geringer in der Ausprägung und unspezifisch. Die frühe sichere Diagnose einer (beginnenden) SSC ist aufgrund der fehlenden Spezifität daher schwierig (siehe auch Abschnitt Differenzialdiagnosen). Die Verdachtsdiagnose erhärtet sich insbesondere bei persistenter Cholestasesymptomatik trotz Besserung des übrigen klinischen Zustandes, insbesondere bei der Intensivstationsaufenthalts-assoziierten Form. Der abdominelle Ultraschall kann bei jedem Patienten unabhängig vom klinischen Zustand durchgeführt werden und ist in der Lage, intraduktale Steine sowie ubiquitär oder segmental erweiterte Gallenwegsabschnitte nachzuweisen.

Die Leberhistologie ist besonders während der ersten Wochen einer SSC ebenfalls nicht sehr spezifisch und zeigt meist Charakteristika des akuten oder bereits chronischen Gallestaus in den kleinen und kleinsten Gallenwegen sowie entzündliche Infiltrate in den Portalfeldern. In späteren Stadien zeigt sich ein progredienter Verlust kleiner Gallenwege sowie eine zunehmende Einlagerung von Bindegewebe im Sinne einer hepatischen Fibrose.

Eine morphologische Diagnosesicherung ist möglich durch bildgebende Verfahren.

Während die Computertomographie erweiterte Gallenwegssegmente nachweisen kann, erlaubt die Magnetresonanzcholangiographie (MRCP) häufig auch eine zusätzliche Beurteilung der rarefizierten kleineren Gallenwege analog zur primär sklerosierenden Cholangitis.

Diagnostischer Goldstandard in der SSC-Diagnostik ist die endoskopische retrograde Cholangiopankreatikographie (ERCP), die nicht nur das Ausmaß der Gallenwegsveränderungen bis in die kleinen Äste nachvollziehen lässt, sondern als einzige diagnostische Methode auch den Nachweis bzw. Ausschluss von intraduktalem Cast erlaubt.

Differenzialdiagnosen der SSC

Im frühzeitigen Verlauf der SSC ist eine Abgrenzung vom Endotoxin-vermittelten Ikterus oft schwierig und letztlich erst durch die Persistenz der Symptome trotz objektiver klinischer Besserung des Patientenzustands möglich. Verstirbt der Patient im Zuge der auslösenden klinischen Situation, ist eine Differenzierung oft nicht möglich.

Medikamentös-toxische Leberschädigungen und Leberversagen durch Rechtsherzinsuffizienz lassen sich auf dem Boden charakteristischer Laborwertverläufe von der SSC unterscheiden, eine Erholung nach Absetzen der auslösenden Medikamente bzw. eine Echokardiographie liefern hier die entscheidenden Hinweise.

Die zu sehr ähnlichen morphologischen Veränderungen der Gallenwege führende primär sklerosierende Cholangitis (PSC) ist insbesondere durch die bereits vor dem Intensivstationsaufenthalt positive Anamnese für eine cholestatische Erkrankung abzugrenzen. Liegen keinerlei verwertbare Vorinformationen vor, ist das gleichzeitige Bestehen einer chronisch-entzündlichen Darmerkrankung (Colitis ulcerosa bzw. Morbus Crohn) ein starker Indikator für das Vorliegen einer PSC. Schließlich prädominieren bei der SSC aufgrund des besonderen Perfusionsmusters (s.o.) intrahepatische Gallenwegsveränderungen und die Bildung biliärer Casts, während die PSC auch zu Veränderungen der extrahepatischen Gallenwege führen kann und häufig mit der Bildung von Gallensteinen einhergeht.

11.5   Therapie der SSC

Die Behandlungsoptionen bei manifester SSC sind eher spärlich und zielen im Wesentlichen auf eine Progressionshemmung der Gallenwegsrarefizierung und der resultierenden Leberparenchymveränderungen ab.

Da die Erkrankung sekundär zu auslösenden kritischen Ereignissen entsteht, die in der Regel bereits weitgehend abgelaufen sind, wenn die SSC erstmalig diagnostiziert wird (mit Ausnahme der chronischen Gallenwegsobstruktion und immunologischer Erkrankungen), ist eine kausale Behandlung nur selten möglich. Im Rahmen der vorgenannten Ätiologien kann eine endoskopische bzw. operative Beseitigung von Abflusshindernissen bzw. eine immunsuppressive Therapie wesentliche Verbesserung der Gallenwegserkrankung bringen, wenn sich nicht bereits ein hochgradiger Gallenwegsverlust bzw. eine Leberfibrose entwickelt hat.

Im Kollektiv der Intensivstationspatienten unter den SSC-Trägern muss sich die Behandlung häufig auf supportive Maßnahmen beschränken.

Liegen intraduktale Epithelsequestrationen, die sog. biliären Casts vor, sollten diese möglichst vollständig

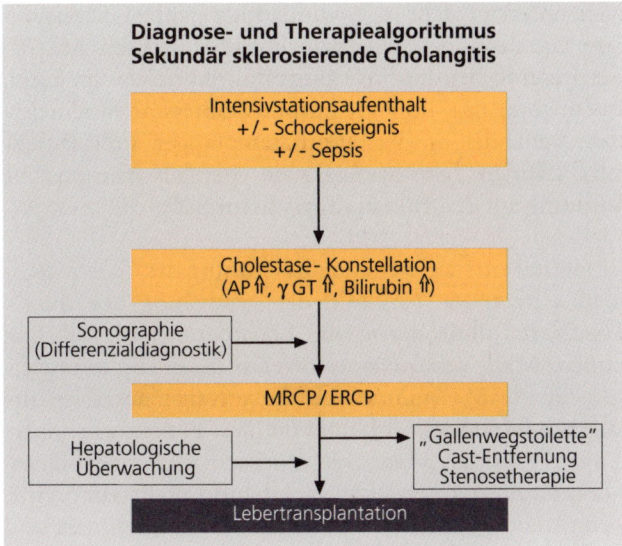

Abb. 17: Algorithmus zu Diagnose und Therapie der SSC

endoskopisch entfernt werden, um den Galleabfluss zu optimieren, hilfreich kann auch die kontinuierliche Spülung per nasobiliärer Sonde sein. Ursodesoxycholsäure (UDCA) als nicht toxische Gallensäure wird aufgrund der morphologischen Nähe zur PSC häufig eingesetzt, obwohl die Wirkung bei SSC-Patienten nicht ausreichend untersucht ist. Dominante Gallenwegsstenosen mit prästenotischer Erweiterung der Gallenwege sind bei der SSC seltener als bei der PSC, aus Erfahrungen mit letztgenannter Erkrankung werden solche mittels Ballondilatation behandelt.

Jede Form der biliären Infektion sollte konsequent antibiotisch bzw. antimykotisch behandelt werden, wobei nach unseren Erfahrungen die endoskopische Galleaspiration aus dem Ductus hepatocholedochus nach Anfertigung von Kultur und Antibiogramm hilfreich sein kann. Ist eine zugrunde liegende Immunsuppression modifizier- bzw. behandelbar (Transplantatempfänger, HIV-Patienten), können diese Maßnahmen ebenfalls eine positive Wirkung auf den Erkrankungsverlauf nehmen.

Ist einmal eine weitgehende Zerstörung des Gallenwegsbetts eingetreten (Vollbild des „Vanishing bile duct"-Syndroms) und/oder ist das Leberparenchym selbst in hohem Maße sekundär zerstört, ist die einzig erfolgversprechende Maßnahme eine Lebertransplantation, die aufgrund der Komorbidität von SSC-Patienten und der daraus resultierenden prognostizierbaren transplantationsassoziierten Letalität aber häufig nicht zur Verfügung steht. Werden der Intensivstationsaufenthalt und die auslösende Erkrankung aber überlebt und ist der Patient idealerweise jung und von ausreichender Konstitution, kann eine Lebertransplantation eine wesentliche Prognoseverbesserung erbringen.

Prognose der sekundär sklerosierenden Cholangitis

In der Mehrzahl der Patienten mit SSC bestimmt die auslösende Erkrankung die Prognose, insbesondere in den Fällen, die unter intensivmedizinischer Therapie auftreten. Wird diese Situation aber längerfristig überlebt, kann die sklerosierende Cholangitis insbesondere bei rasch-progredientem Verlauf über die sekundäre Schädigung der Funktionseinheit der Leber die Prognose limitierend wirken. Führen die o.g. Maßnahmen nicht innerhalb weniger Wochen bzw. Monate zu einer – klinisch imponierenden und laborchemisch bzw. histologisch messbaren – Verbesserung, schreitet die Erkrankung üblicherweise mit variabler Geschwindigkeit fort und macht eine Lebertransplantation unabdingbar.

Das Risiko für die Entwicklung eines Cholangiozellulären Karzinoms erscheint durch die Entstehung einer SSC nach heutiger Kenntnis nicht erhöht zu sein.

12   Literatur

ABDALIAN R, HEATHCOTE EJ (2006) Sclerosing cholangitis: a focus on secondary causes. Hepatology 44: 1063-1074.

AL HAMOUDI, LEE SS (2006) Cirrhotic cardiomyopathy. Ann Hepatol 5: 132-139.

ALESSANDRIA C, OTTOBRELLI A, DEBERNARDI-VENON W et al. (2007) Noradrenalin vs. terlipression in patients with hepatorenal syndrome: a prospective, randomized, unblinded, pilot study. J Hepatol 47: 499-505.

ALOIA T, SEBAGH M, PLASSE M et al. (2006) Liver histology and surgical outcomes after preoperative chemotherapy with fluorouracil plus oxaliplatin in colorectal cancer liver metastases. J Clin Oncol 24: 4983-4990.

ANGELI P, VOLPIN R, GERUNDA G et al. (1999) Reversal of type 1 hepatorenal syndrome with the administration of midodrine and octreotide. Hepatology 29: 1690-1697.

ARROYO M, CRAWFORD JM (2006) Hepatitic inherited metabolic disorders. Semin Diagn Pathol 23: 182–189.

ARROYO V, GINES P, RIMOLA A et al. (1986) Renal function abnormalities, prostaglandins, and effects of nonsteroidal anti-inflammatory drugs in cirrhosis with ascites. An overview with emphasis on pathogenesis. Am J Med 81: 104-122.

ARROYO V, GUEVARA M, GINES P (2002) Hepatorenal syndrome in cirrhosis: pathogenesis and treatment. Gastroenterology 122: 1658-1676.

ARROYO V, RODES J, GUTIERREZ-LIZARRAGA MA et al. (1970) Prognostic value of spontaneous hyponatremia in cirrhosis with ascites. Am J Dig Dis 21: 249-256.

ASBURY RF, ROSENTHAL SN, DESCALZI ME et al. (1980) Hepatic veno-occlusive disease due to DTIC. Cancer 45: 2670-2674.

AVILES A, HERRERA J, RAMOS E et al. (1984) Hepatic injury during doxorubicin therapy. Arch Pathol Lab Med 108: 912-913.

BAKKER J et al. (2004) Administration of the nitric oxide synthase inhibitor NG-methyl-L-arginine hydrochloride (546C88) by intravenous infusion for up to 72 hours can promote the resolution of shock in patients with severe sepsis: results of a randomized, double-blind, placebo-controlled multicenter study (study no. 144-002). Crit Care Med 32(1): 1-12.

BANSAL V, SCHUCHERT VD (2006) Jaundice in the intensive care unit. Surg Clin North Am 86: 1495-1502.

BARONCIANI D, RAMBALDI A, IORI AP et al. (2008) Treosulfan/fludarabine as an allogeneic hematopoietic stem cell transplant conditioning regimen for high-risk patients. Am J Hematol 83(9): 717-720.

BAUMANN M, WITZKE O, CANBAY A et al. (2004) Serum C3 complement concentrations correlate with liver function in patients with liver cirrhosis. Hepatogastroenterology 51: 1451-1453.

BAYRAKTAR UD, SEREN S, BAYRAKTAR Y (2007) Hepatic venous outflow obstruction: three similar syndromes. World J Gastroenterol 13(13): 1912-1927.

BECHMANN L, JOCHUM C, KOCABAYOGLU P et al. (2010) Cytokeratin 18-based Modification of the MELD score improves prediction of spontaneous survival after acute liver injury. J Hepatol. in press

BEELEN DW, TRENSCHEL R, CASPER J et al. (2005) Dose-escalated treosulphan in combination with cyclophosphamide as a new preparative regimen for allogeneic haematopoietic stem cell transplantation in patients with an increased risk for regimen-related complications. Bone Marrow Transplant. 35(3): 233-241.

BENNINGER J, GROBHOLZ R, OEZTUERK Y et al. (2005) Sclerosing cholangitis following severe trauma: description of a remarkable disease entity with emphasis on possible pathophysiologic mechanisms. World J Gastroenterol 11: 4199-4205.

BERENDES E, LIPPERT G, LOICK HM et al. (1996) Effects of positive endexpiratory pressure ventilation on splanchnic oxygenation in humans. J Cardiothor Vasc Anesth 10: 598-602.

BERG JM, TYMOCZKO JL, STRYER L et al., (2007) Stryer Biochemie, 6. Auflage Spektrum Akademischer Verlag, Heidelberg, Berlin

BERKOWITZ RS, GOLDSTEIN DP, BERNSTEIN MR (1986) Ten year's experience with methotrexate and folinic acid as primary therapy for gestational trophoblastic disease. Gynecol Oncol 23: 111–118.

BERNAL W, DONALDSON N, WYNCOLL D et al. (2002) Blood lactate as an early predictor of outcome in paracetamol-induced acute liver failure: a cohort study. Lancet 359: 558-563.

BERNAL W, WENDON J, RELA M et al. (1998) Use and outcome of liver transplantation in acetaminophen-induced acute liver failure. Hepatology 27: 1050-1055.

BERNUAU J, GOUDEAU A, POYNARD T et al. (1986) Multivariate analysis of prognostic factors in fulminant hepatitis B. Hepatology 6: 648-651.

BERNUAU J, SAMUEL D, DURAND F et al. (1991) Criteria for emergency liver transplantation in patients with acute viral hepatitis and factor V (FV) below 50 % of normal: a prospective study. Hepatology 14: 49A.

BERTZ RJ, GRANNEMAN GR (1997) Use of in vitro and in vivo data to estimate the likelihood of metabolic pharmacokinetic interactions. Clin Pharmacokinet 32: 210-258.

BEUERS U (2006) Drug insight: mechanisms and sites of action of ursodeoxycholic acid in cholestasis. Nat Clin Pract Gastroenterol Hepatol 3: 318-328.

BIRRER R, TAKUDA Y, TAKARA T (2007) Hypoxic hepatopathy: pathophysiology and prognosis. Intern Med 46: 1063-1070.

BJORNSSON E, OLSSON R (2005) Outcome and prognostic markers in severe drug-induced liver disease. Hepatology 42: 481-489.

BRENSING KA, TEXTOR J, PERZ J et al. (2000) Long term outcome after transjugular intrahepatic portosystemic stent-shunt in non-transplant cirrhotics with hepatorenal syndrome: a phase II study. Gut 47: 288-295.

BROUSSARD CN, AGGARWAL A, LACEY SR et al. (2001) Mushroom poisoning-from diarrhea to liver transplantation. Am J Gastroenterol 96: 3195-3198.

BROWN SJ, DESMOND PV (2002) Hepatotoxicity of antimicrobial agents. Semin Liver Dis 22(2): 157-167.

BRUNKHORST FM et al. (2008) Intensive insulin therapy and pentastarch resuscitation in severe sepsis. N Engl J Med 358(2): 125-139.

BURRIS HA 3rd, FIELDS SM (1994) Topoisomerase I inhibitors. An overview of the camptothecin analogs. Hematol Oncol Clin North Am 8: 333-355.

CAMPOS M, JOUZDANI E, SEMPOUX C et al. (2000) Sclerosing cholangitis associated to cryptosporidiosis in liver-transplanted children. Eur J Pediatr 159: 113-115.

CANALESE J, GIMSON AE, DAVIS C et al. (1982) Controlled trial of dexamethasone and mannitol for the cerebral oedema of fulminant hepatic failure. Gut 23: 625-629.

CANBAY A, CHEN SY, GIESELER RK et al. (2005) Overweight patients are more susceptible for acute liver failure. Hepatogastroenterology 52: 1516-1520.

CANBAY A, FRIEDMAN S, GORES GJ (2004) Apoptosis: the nexus of liver injury and fibrosis. Hepatology 39: 273–278.

CANBAY A, JONAS S, GERKEN G (2009) Akutes Leberversagen aus der Sicht des Internisten und des Chirurgen. Gastroenterologe 4: 285-293.

CAPLING RK, BASTANI B (2004) The clinical course of patients with type 1 hepatorenal syndrome maintained on hemodialysis. Ren Fail 26: 563-568.

CAREGARO L, MENON F, ANGELI P et al. (1994) Limitations of serum creatinine level and creatinine clearance as filtration markers in cirrhosis. Arch Intern Med 154: 201-205.

CARRERAS E (2000) Veno-occlusive disease of the liver after hemopoietic cell transplantation. Eur J Haematol 64: 281-291.

CARUNTU FA, BENEA L (2006) Acute hepatitis C virus infection: Diagnosis, pathogenesis, treatment. J Gastrointestin Liver Dis 15: 249–256.

CASPER J, KNAUF W, KIEFER T et al. (2004) Treosulfan and fludarabine: a new toxicity-reduced conditioning regimen for allogeneic hematopoietic stem cell transplantation. Blood 15; 103(2): 725-731.

CASTRO MA, FASSETT MJ, REYNOLDS TB et al. (1999) Reversible peripartum liver failure: a new perspective on the diagnosis, treatment, and cause of acute fatty liver of pregnancy, based on 28 consecutive cases. Am J Obstet Gynecol 181: 389-395.

CAVICCHI M et al. (2000) Prevalence of liver disease and contributing factors in patients receiving home parenteral nutrition for permanent intestinal failure. Ann Intern Med 132(7): 525-532.

CELLI A, QUE FG (1998) Dysregulation of apoptosis in the cholangiopathies and cholangiocarcinoma. Semin Liver Dis 18: 177-185.

CHABNER B, MYERS CE (1993) Antitumour antibiotics. 4th edn. Philadelphia: JB Lippincott.

CHARLTON M, WALL W, OJO A et al. (2009) Report of the first international liver transplantation society expert panel consensus conference on renal insufficiency in liver transplantation. Liver Transplantation 15: 1-34.

CHAWLA LS, GEORGESCU F, ABELL B et al. (2005) Modification of continous venovenous hemodiafiltration with single-pass albumin dialysate allows for removal of serum bilirubin. Am J Kidney Dis 45: e51-e56.

CHEN CY, TSAO PN, CHEN HL et al. (2004) Ursodeoxycholic acid (UDCA) therapy in very-low-birth-weight infants with parenteral nutrition-associated cholestasis. J Pediatr 145: 317-321.

CHUNG C, BUCHMAN AL (2002) Postoperative jaundice and total parenteral nutrition-associated hepatic dysfunction. Clin Liver Dis 6(4): 1067-1084.

CORBANI A, BURROUGHS AK (2008) Intrahepatic cholestasis after liver transplantation. Clin Liver Dis 12: 111-129, ix.

CORNBERG M, PROTZER U, DOLLINGER MM et al. (2007) Prophylaxis, diagnosis and therapy of Hepatitis-B-virus-(HBV-)infection: upgrade of the guideline, AWMF-Register 021/011. Z Gastroenterol 45: 525-574.

CREEMERS GJ, LUND B, VERWEIJ J (1994) Topoisomerase I inhibitors: topotecan and irenotecan. Cancer Treat Rev 20: 73-96.

DE JONG FA, VAN DER BOL JM, MATHIJSSEN RH et al. (2007) Cigarette smoking during irinotecan therapy: effects on pharmacokinetics and neutropenia. Proc Am Soc Clin Oncol 25 (suppl): abstr 2506.

DE LAS HERAS D, FERNANDEZ J, GINES P et al. (2003) Increased carbon monoxide production in patients with cirrhosis with and without spontaneous bacterial peritonitis. Hepatology 38: 452-459.

DE VITA VT, CARBONE PP, OWENS AH Jr et al. (1965) Clinical trials with 1,3-bis(2-chloroethyl)-1-nitrosourea, NSC-409962. Cancer Res 25: 1876-1881.

DELLINGER RP et al. (2008) Surviving Sepsis Campaign: international guidelines for management of severe sepsis and septic shock. Crit Care Med 36(1): 296-327.

DENSON LA, AULD KL, SCHIEK DS et al. (2000) Interleukin-1beta suppresses retinoid transactivation of two hepatic transporter genes involved in bile formation. J Biol Chem 275: 8835-8843.

DETHLOFF T, TOFTENG F, FREDERIKSEN J et al. (2008) Effect of prometheus liver assist system on systemic hemodynamics in patients with cirrhosis: A randomized controlled study. World journal of gastroenterology 14(13): 2065-2071.

DEUGNIER Y, TURLIN B (2007) Pathology of hepatic iron overload. World J Gastroenterol 13(35): 755-760.

DIENES HP, GERHARZ CD, WAGNER R et al. (1986) Accumulation of hydroxyethyl starch (HES) in the liver of patients with renal failure and portal hypertension. J Hepatol 3: 223-227.

Literatur

DIEZ GR, GRELONI G, GADANO A et al. (2007) Combined extended haemodialysis with single-pass albumin dialysis (SPAED). Nephrol Dial Transplant 22: 2731-2732.

DOLLINGER MM, FECHNER L, FLEIG WE (2005) Early diagnosis of liver diseases. Internist (Berl) 46: 411-420.

DOOLEY JS, WALKER AP (2007) Detecting genetic haemochromatosis. Practitioner 251: 82, 84, 86 passim.

DORIA MI Jr, SHEPARD KV, LEVIN B et al. (1986) Liver pathology following hepatic arterial infusion chemotherapy. Hepatic toxicity with FUDR. Cancer 58: 855-861.

DOROSHOW JH, SYNOLD TW, GANDARA D et al. (2003) Pharmacology of oxaliplatin in solid tumor patients with hepatic dysfunction: a preliminary report of the National Cancer Institute Organ Dysfunction Working Group. Semin Oncol 30 (suppl 15): 14-19.

DUDLEY FJ, KANEL GC, WOOD LJ et al. (1986) Hepatorenal syndrome without avid sodium retention. Hepatology 6: 248-251.

DUVOUX C, ZANDITENAS D, HEZODE C et al. (2002) Effects of noradrenalin and albumin in patients with type I hepatorenal syndrome: a pilot study. Hepatology 36: 374-380.

EINHORN M, DAVIDSOHN I (1964) Hepatotoxicity of mercaptopurine. JAMA 188: 802-806.

ELEY A, HARGREAVES T, LAMBERT HP (1965) Jaundice in severe infections. Br Med J 2(5453): 75-77.

ENGLER S, ELSING C, FLECHTENMACHER C et al. (2003) Progressive sclerosing cholangitis after septic shock: a new variant of vanishing bile duct disorders. Gut 52: 688-693.

EPSTEIN M, BERK DP, HOLLENBERG NK et al. (1970) Renal failure in the patient with cirrhosis. The role of active vasoconstriction. Am J Med 49: 175-185.

ESPOSITO I, KUBISOVA A, STIEHL A et al. (2008) Secondary sclerosing cholangitis after intensive care unit treatment: clues to the histopathological differential diagnosis. Virchows Arch 453: 339-345.

FALKENHAGEN D, STROBL W, VOGT G et al.(1999) Fractionated plasma separation and adsorption system: a novel system for blood purification to remove albumin bound substances. Artif Organs 23: 81-86.

FELDSTEIN AE et al. (2003) Hepatocyte apoptosis and fas expression are prominent features of human nonalcoholic steatohepatitis. Gastroenterology 125(2): 437-443.

FERNANDEZ FG, RITTER J, GOODWIN JW et al. (2005) Effect of steatohepatitis associated with irinotecan or oxaliplatin pretreatment on resectability of hepatic colorectalmetastases. J Am Coll Surg 200: 845-853.

FERNANDEZ-SEARA J, PRIETO J, QUIROGA J et al. (1989) Systemic and regional hemodynamics in patients with liver cirrhosis and ascites with and without functional renal failure. Gastroenterology 97: 1304-1312.

FINFER S et al. (2004) A comparison of albumin and saline for fluid resuscitation in the intensive care unit. N Engl J Med 350(22): 2247-2256.

FISHER B, KEENAN AM, GARRA BS et al. (1989) Interleukin-2 induces profound reversible cholestasis: a detailed analysis in treated cancer patients. J Clin Oncol 7: 1852-1862.

FOLLO A, LLOVET JM, NAVASA M et al. (1994) Renal impairment after spontaneous bacterial peritonitis in cirrhosis: incidence, clinical course, predictive factors and prognosis. Hepatology 20: 1495-1501.

GALIE N, HOEPER MM, HUMBERT M et al. (2009) Guidelines for the diagnosis and treatment of pulmonary hypertension: The Task Force for the Diagnosis and Treatment of Pulmonary Hypertension of the European Society of Cardiology (ESC) and the European Respiratory Society (ERS), endorsed by the International Society of Heart and Lung Transplantation (ISHLT). Eur Heart J, 30: 2493-2537.

GARVIN I (1896) Remarks on pneumonia biliosa. South Med J 15: 36.

GATTERMANN N (2009) The treatment of secondary hemochromatosis. Dtsch Arztebl Int 106(30): 499-504.

GAZZARD BG, HENDERSON JM, WILLIAMS R (1975) Early changes in coagulation following a paracetamol overdose and a controlled trial of fresh frozen plasma therapy. Gut 16: 617-620.

GELBMANN CM et al. (2007) Ischemic-like cholangiopathy with secondary sclerosing cholangitis in critically ill patients. Am J Gastroenterol 102(6): 1221-1229.

GELBMANN CM, RUMMELE P, WIMMER M et al. (2007) Ischemic-like cholangiopathy with secondary sclerosing cholangitis in critically ill patients. Am J Gastroenterol 102: 1221-1229.

GEROK W, BLUM H (1995) Hepatologie 2. Auflage, Urban und Schwarzenberg Verlag, München

GEROK W, HUBER C, MEINERTZ T (2006) Die Innere Medizin, 11. Auflage, Schattauer-Verlag, Stuttgart, New York

GIANNAKOS G, PAPANICOLAOU X, TRAFALIS D et al. (2005) Stauffer's syndrome variant associated with renal cell carcinoma. Int J Urol 12: 757–759.

GIMSON AE (1987) Hepatic dysfunction during bacterial sepsis. Intensive Care Med 13(3): 162-166.

GINES A, ESCORSELL A, GINES P et al. (1993) Incidence, predictive factors, and prognosis of the hepatorenal syndrome in cirrhosis with ascites. Gastroenterology 105: 229-236.

GINES A, FERNANDEZ-ESPARRACH G, MONESCILLO A et al. (1996) Randomized trial comparing albumin, dextran 70, and polygeline in cirrhotic patients with ascites treated by paracentesis. Gastroenterology 111: 1002-1010.

GINES A, SCHRIER R (2009) Renal failure in cirrhosis. N Engl J Med 361: 1279-1290.

GINES P, GUEVARA M, ARROYO V et al. (2003) Hepatorenal syndrome. Lancet 362: 1819-1827.

GOMEZ FP, MARTINEZ-PALLI G, BARBERA JA et al. (2004) Gas exchange mechanism of orthodeoxia in hepatopulmonary syndrome. Hepatology, 40: 660-666.

GONWA TA, KLINTMALM GB, LEVY M et al.(1995) Impact of pretransplant renal function on survival after liver transplantation. Transplantation 59: 361-365.

GONWA TA, MORRIS CA, GOLDSTEIN RM et al. (1991) Long-term survival and renal function following liver transplantation in patients with and without hepatorenal syndrome-experience in 300 patients. Transplantation 51: 428-430.

GOSSARD AA, ANGULO P, LINDOR KD (2005) Secondary sclerosing cholangitis: a comparison to primary sclerosing cholangitis. Am J Gastroenterol 100: 1330-1333.

GSCHOSSMANN JM, ESSIG M, REICHEN J et al. (2006) The hepato-pulmonary syndrome-where do we stand in the year 2006?. Z Gastroenterol, 44: 249-256.

GUEVARA M, BRU C, GINES P et al. (1998) Increased cerebrovascular resistance in cirrhotic patients with ascites. Hepatology 28: 39-44.

GUEVARA M, GINES P, FERNANDEZ-ESPARRACH G et al. (1998) Reversibility of hepatorenal syndrome by prolonged administration of ornipressin and plasma volume expansion. Hepatology 27: 35-41.

GUGLIELMI FW, BOGGIO-BERTINET D, FEDERICO A et al. (2006) Total parenteral nutrition-related gastroenterological complications. Dig Liver Dis 38: 623-642.

GULBERG V, BILZER M, GERBES AL (1999) Long-term therapy and re-treatment of hepatorenal syndrome type 1 with ornipressin and dopamine. Hepatology 30: 870-875.

GURA KM, LEE S, VALIM C et al. (2008) Safety and efficacy of a fish-oil-based fat emulsion in the treatment of parenteral nutrition-associated liver disease. Pediatrics 121: e678-686.

HALANK M, EWERT R, SEYFARTH HJ et al. (2006) Portopulmonary hypertension. J Gastroenterol, 41: 837-847.

HAMILTON M, WOLF JL, RUSK J et al. (2006) Effects of smoking on the pharmacokinetics of erlotinib. Clin Cancer Res 12: 2166-2171.

HAWKER F (1991) Liver dysfunction in critical illness. Anaesthesia and intensive care 19:165-181.

HEEMANN U, TREICHEL U, LOOCK J et al. (2002) Albumin dialysis in cirrhosis with superimposed acute liver injury: a prospective, controlled study. Hepatology 36: 949-958.

HEINRICH P, PETRIDES P, HEINRICH P (2007) Biochemie und Pathobiochemie, 8. Auflage, Springer-Verlag, Berlin - Heidelberg - New York

HELMY A, NEWBY DE, JALAN R et al. (2003) Nitric oxide mediates the reduced vasoconstrictor response to angiotensin II in patients with preascitic cirrhosis. J Hepatology 38: 44-50.

HENRION J, SCHAPIRA M, LUWAERT R et al. (2003) Hypoxic hepatitis: clinical and hemodynamic study in 142 consecutive cases. Medicine 82: 392-406.

HILL JM, LOEB E, MACLELLAN A (1975) Clinical studies of platinum coordination compounds in the treatment of various malignant diseases. Cancer Chemother Rep 59: 647-659.

HO C, DAVIS J, ANDERSON F et al. (2005) Side effects related to cancer treatment: case 1. Hepatitis following treatment with gefitinib. J Clin Oncol 23: 8531-8533.

HO VT, REVTA C, RICHARDSON PG (2008) Hepatic veno-occlusive disease after hematopoietic stem cell transplantation: update on defibrotide and other current investigational therapies. Bone Marrow Transplant 41: 229-237.

HOEKSTRA M, VAN EDE AE, HAAGSMA CJ et al. (2003) Factors associated with toxicity, fi nal dose, and efficacy of methotrexate in patients with rheumatoid arthritis. Ann Rheum Dis 62: 423-426.

HOEPER MM, KROWKA MJ, STRASSBURG CP (2004) Portopulmonary hypertension and hepatopulmonary syndrome. Lancet, 363: 1461-1468.

HOHN D, MELNICK J, STAGG R et al. (1985) Biliary sclerosis in patients receiving hepatic arterial infusions of floxuridine. J Clin Oncol 3: 98-102.

HUIZING MT, MISSER VH, PIETERS RC et al. (1995) Taxanes: a new class of antitumor agents. Cancer Invest 13: 381-404.

IANNITTI DA, HENDERSON JM (1997) Surgery in portal hypertension. Baillieres Clin Gastroenterol 11: 351-364.

ICHAI P, DUCLOS-VALLEE JC, GUETTIER C et al. (2007) Usefulness of corticosteroids for the treatment of severe and fulminant forms of autoimmune hepatitis. Liver Transpl 13: 996-1003.

ICHAI P, SAMUEL D (2008) Etiology and prognosis of fulminant hepatitis in adults. Liver Transpl 14: 67-79.

INVERNIZZI P, LLEO A, PODDA M (2007) Interpreting serological tests in diagnosing autoimmune liver diseases. Semin Liver Dis 27: 161-172.

INVERNIZZI P, SELMI C, RANFTLER C et al. (2005) Antinuclear antibodies in primary biliary cirrhosis. Semin Liver Dis 25: 298-310.

JAEGER C, MAYER G, HENRICH R et al. (2006) Secondary sclerosing cholangitis after long-term treatment in an intensive care unit: clinical presentation, endoscopic findings, treatment, and follow-up. Endoscopy 38: 730-734.

JOHNSON CS, OMATA M, TONG MJ et al. (1985) Liver involvement in sickle cell disease. Medicine (Baltimore) 64(5): 349-356.

JUMA FD (1984) Effect of liver failure on the pharmacokinetics of cyclophosphamide. Eur J Clin Pharmacol 26: 591-593.

KAWUT SM, KROWKA MJ, TROTTER JF et al. (2008) Clinical risk factors for portopulmonary hypertension. Hepatology, 48: 196-203.

KEAYS RT, ALEXANDER GJ, WILLIAMS R (1993) The safety and value of extradural intracranial pressure monitors in fulminant hepatic failure. J Hepatol 18: 205-209.

KENNEDY AS, MCNEILLIE P, DEZARN WA et al. (2009) Treatment parameters and outcome in 680 treatments of internal radiation with resin 90Y-microspheres for unresectable hepatic tumors. Int J Radiat Oncol Biol Phys 74(5): 1494-1500.

KIMURA S et al. (2001) Indocyanine green elimination rate detects hepatocellular dysfunction early in septic shock and correlates with survival. Crit Care Med 29(6): 1159-1163.

KING PD, PERRY MC (1995) Hepatotoxicity of chemotherapeutic and oncologic agents. Gastroenterol Clin North Am 24: 969-990.

KING PD, PERRY MC (2001) Hepatotoxicity of chemotherapy. Oncologist 6: 162-176.

KISER TH, FISH DN, OBRITSCH MD et al. (2005) Vasopressin, not octreotide, may be beneficial in the treatment of hepatorenal syndrome: a retrospective study. Nephrol Dial Transplant 20: 1813-1820.

KOBAYASHI S, NAKANUMA Y, MATSUI O (1994) Intrahepatic peribiliary vascular plexus in various hepatobiliary diseases: a histological survey. Hum Pathol 25: 940-946.

KOLER RD, FORSGREN AL (1958) Hepatotoxicity due to chlorambucil: report of a case. JAMA 167: 316-317.

KOSAKA A, TAKAHASHI H, YAJIMA Y (1996) Hepatocellular carcinoma associated with anabolic steroid therapy: report of a case and review of the Japanese literature. J Gastroenterol 31(3): 450-454.

KRAG A, BENDTSEN F, HENRIKSEN J et al. (2009) Low cardiac output predicts development of hepatorenal syndrome and serviva in patients with cirrhosis and ascites. GUT; published online 15. Oct. 2009, doi:10.1136/Gut. 2009.180570

KRAMER DJ, CANABAL JM, ARASI LC (2008) Application of intensive care medicine principles in the management of the acute liver failure patient. Liver Transpl 14: 85-89.

KRENN CG, KRAFFT P, SCHAEFER B et al. (2000) Effects of positive end-expiratory pressure on hemodynamics and indocyanine green kinetics in patients after orthotopic liver transplantation. Critical care medicine 28: 1760-1765.

KRISPER P, HADITSCH B, STAUBER R et al. (2005) In vivo quantification of liver dialysis: comparison of albumin dialysis and fractionated plasma separation. J. Hepatol 43: 451-457.

KUMAR M, SATAPATHY S, MONGA R et al. (2007) A randomized controlled trial of lamivudine to treat acute hepatitis B. Hepatology 45: 97-101.

LA VILLA G, SALMERON JM, ARROYO V et al. (1992) Mineralocorticoid escape in patients with compensated cirrhosis and portal hypertension. Gastroenterology 102: 2114-2119.

LABORI KJ, BJORNBETH BA, RAEDER MG (2003) Aetiology and prognostic implication of severe jaundice in surgical trauma patients. Scand J Gastroenterol 38: 102-108.

LaRUSSO NF, SHNEIDER BL, BLACK D et al. (2006) Primary sclerosing cholangitis: summary of a workshop. Hepatology 44: 746-764.

LAZARUS HM, HERZIG RH, GRAHAM-POLE J et al. (1983) Intensive Melphalan chemotherapy and cryopreserved autologous bone marrow transplantation for the treatment of refractory cancer. J Clin Oncol 1: 359-367.

LEE WM, SQUIRES RH, JR, NYBERG SL et al. (2008) Acute liver failure: Summary of a workshop. Hepatology 47: 1401-1415.

LEVY MM et al. (2003) 2001 SCCM/ESICM/ACCP/ATS/SIS International Sepsis Definitions Conference. Intensive Care Med 29(4): 530-538.

LEWIS JH, ZIMMERMAN HJ (1999) Drug- and chemical-induced cholestasis. Clin Liver Dis 3(3): 433-464, vii.

LIDOFSKY SD, BASS NM, PRAGER MC et al. (1992) Intracranial pressure monitoring and liver transplantation for fulminant hepatic failure. Hepatology 16: 1-7.

LO CM, FAN ST, LIU CL et al. (2004) Lessons learned from one hundred right lobe living donor liver transplants. Ann Surg 240: 151-158.

MAKUUCHI M, SUKIGARA M, MORI T et al. (1985) Bile duct necrosis: complication of transcatheter hepatic arterial embolization. Radiology 156: 331-334.

MARBELLO L, ANGHILIERI M, NOSARI A et al. (2004) Aggressive systemic mastocytosis mimicking sclerosing cholangitis. Haematologica 89: ECR35.

MARIA VAJ, VICTORINO RMM (1997) Development and validation of a clinical scale for the diagnosis of drug-induced hepatitis. Hepatology 26: 664-669.

MARIK PE, WOOD K, STARZL TE (2006) The course of type 1 hepato-renal syndrome post liver transplantation. Nephrol Dial Transplant 21: 478-482.

MARIMOTO T, MATSUSHIMA M, SOWA N et al. (1989) Plasma adsorption using bilirubin-adsorbent materials as a treatment for patients with hepatic failure. Artif Organs 13: 447-452.

MARTIN PY, GINES P, SCHRIER RW (1998) Nitric oxide as a mediator of hemodynamic abnormalities and sodium and water retention in cirrhosis. N Engl J Med 339: 533-541.

MARTIN-LLAHI M, PEPIN MN, GUEVARA M et al. (2008) Terlipressin and albumin vs albumin in patients with cirrhosis and hepatorenal syndrome: a randomized study. Gastroenterology 134: 1352-1359.

MILLER DJ et al. (1976) Jaundice in severe bacterial infection. Gastroenterology 71(1): 94-97.

MINDIKOGLU AL, REGEV A, BEJARANO PA et al. (2007) Imatinib mesylate (gleevec) hepatotoxicity. Dig Dis Sci 52: 598-601.

MITZNER S, KLAMMT S, STANGE J et al. (2006) Albumin regeneration in liver support – comparison of different methods. Therapeutic Apheresis an Dialysis 10(2): 108-117.

MITZNER SR, STANGE J, KLAMMT S et al. (2000) Improvement of hepatorenal syndrome with extracorporeal albumin dialysis MARS: results of a prospective, randomized, controlled clinical trial. Liver Transpl 6: 277-286.

MOERTEL CG, FLEMING TR, MACDONALD JS et al. (1993) Hepatic toxicity associated with fluorouracil plus levamisole adjuvant therapy. J Clin Oncol 11: 2386-2390.

MOREAU R, DURAND F, POYNARD T et al. (2002) Terlipressin in patients with cirrhosis and type 1 hepatorenal syndrome: a retrospective multicenter study. Gastroenterology 122: 923-930.

MORRIS-STIFF G, TAN YM, VAUTHEY JN (2008) Hepatic complications following preoperative chemotherapy with oxaliplatin or irinotecan for hepatic colorectal metastases. Eur J Surg Oncol 34: 609-614.

MUNAR F, FERRER AM, DE NADAL M et al. (2000) Cerebral hemodynamic effects of 7.2% hypertonic saline in patients with head injury and raised intracranial pressure. J Neurotrauma 17: 41-51.

MUNOZ SJ, MORITZ MJ, MARTIN P et al. (1993) Relationship between cerebral perfusion pressure and systemic hemodynamics in fulminant hepatic failure. Transplant Proc 25: 1776-1778.

MURPHY N, AUZINGER G, BERNEL W et al. (2004) The effect of hypertonic sodium chloride on intracranial pressure in patients with acute liver failure. Hepatology 39: 464-470.

NAKANUMA Y, HOSO M, SANZEN T et al. (1997) Microstructure and development of the normal and pathologic biliary tract in humans, including blood supply. Microsc Res Tech 38: 552-570.

NAKANUMA Y, TSUNEYAMA K, HARADA K (2001) Pathology and pathogenesis of intrahepatic bile duct loss. J Hepatobiliary Pancreat Surg 8: 303-315.

NAVASA M, FOLLO A, FILELLA X et al. (1998) Tumor necrosis factor and interleukin-6 in spontaneous bacterial peritonitis in cirrhosis: relationship with the development of renal impairment and mortality. Hepatology 27: 1227-1232.

NAZAR A, PEREIRA G, GUEVARA M et al. (2009) Predictors of response to therapy with terlipression and albumin in patients with cirrhosis and type 1 hepatorenal syndrome. Hepatology 50(12): 1-8.

NAZER H, EDE RJ, MOWAT AP et al. (1986) Wilson's disease: clinical presentation and use of prognostic index. Gut 27: 1377-1381.

NIKOLIC-TOMASEVIC Z, JELIC S, CASSIDY J et al. (2005) Fluoropyrimidine therapy: hyperbilirubinemia as a consequence of hemolysis. Cancer Chemother Pharmacol 56: 594-602.

O'GRADY JG, ALEXANDER GJ, HAYLLAR KM et al. (1989) Early indicators of prognosis in fulminant hepatic failure. Gastroenterology 97: 439-445.

O'GRADY JG, SCHALM SW, WILLIAMS R (1993) Acute liver failure: redefining the syndromes. Lancet 342: 273-275.

ORTEGA R, GINES P, URIZ J et al. (2002) Terlipressin therapy with and without albumin for patients with hepatorenal syndrome: results of a prospective, nonrandomized study. Hepatology 36: 941-948.

OTT R, RUPPRECHT H, BORN G et al. (1998) Plasma separation and bilirubin adsorption after complicated liver transplantation: a therapeutic approach to excessive hyperbilirubinemia. Transplantation 65: 434-437.

PASSAVANTI G, CORATELLI P, MUNNO I et al. (1987) Role of endotoxin in hepatorenal syndrome. Adv Exp Med Biol 212: 167-177.

PAUWELS A, MOSTEFA-KARA N, FLORENT C et al. (1993) Emergency liver transplantation for acute liver failure. Evaluation of London and Clichy criteria. J Hepatol 17: 124-127.

PEPPERCORN PD, REZNEK RH, WILSON P et al. (1998) Demonstration of hepatic steatosis by computerized tomography in patients receiving 5-fluorouracil-based therapy for advanced colorectal cancer. Br J Cancer 77: 2008-2011.

PEREIRA A, BRUGUERA M, CERVANTES F et al. (1988) Liver involvement at diagnosis of primary myelofibrosis: a clinicopathological study of twenty-two cases. Eur J Haematol 40(4): 355-361.

PETROVIC V, TENG S, PIQUETTE-MILLER M (2007) Regulation of drug transporters during infection and inflammation. Mol Interv 7: 99-111.

PHUA J, LEE K (2008) Liver support devices. Current Opinion in Critical Care 14: 208-215.

PIROVINO M et al. (1989) Preserved cytosolic and synthetic liver function in jaundice of severe extrahepatic infection. Gastroenterology 96(6): 1589-1595.

POEZE M et al. (2002) Increased hepatosplanchnic inflammation precedes the development of organ dysfunction after elective high-risk surgery. Shock, 2002. 17(6): p. 451-8.

PREISS D, SATTAR N (2008) Non-alcoholic fatty liver disease: an overview of prevalence, diagnosis, pathogenesis and treatment considerations. Clin Sci 115: 141-150.

PRITCHARD J, RAINE J, WALLENDSZUS K (1989) Hepatotoxicity of actinomycin-D. Lancet 1: 168.

QUESADA JR, TALPAZ M, RIOS A et al. (1986) Clinical toxicity of interferons in cancer patients: a review. J Clin Oncol 4: 234-243.

RAUBER A, KOPSCH F, LEONHARDT H (1987) Anatomie des Menschen, in 4 Bänden., Band 2, Innere Organe, Thieme-Verlag, Stuttgart

RENNER EL (2007) How to decide when to list a patient with acute liver failure for liver transplantation? Clichy or King's College criteria, or something else? J Hepatol 46: 554-557.

REUBEN A (2002) Alcohol and the liver. Curr Opin Gastroenterol 23: 283-291.

REYNOLDS WR, BRINKMAN JD, HANEY BD et al. (1994) Oriental cholangiohepatitis. Mil Med 159: 158-160.

RIDRUEJO E, CACCHIONE R, VILLAMIL AG et al. (2007) Imatinib-induced fatal acute liver failure.World J Gastroenterol 13: 6608-6611.

RIVERS E, NGUYEN B, HAVSTAD S et al. (2001) Early goal-directed therapy in the treatment of severe sepsis and septic shock. N Engl J Med 345: 1368-1377.

RIVORY LP, SLAVIERO KA, CLARKE SJ (2002) Hepatic cytochrome P450 3A drug metabolism is reduced in cancer patients who have an acute-phase response. Br J Cancer 87: 277-280.

ROBINSON K, LAMBIASE L, LI J et al. (2003) Fatal cholestatic liver failure associated with gemcitabine therapy. Dig Dis Sci 48: 1804-1808.

RODRIGUEZ-ROISIN R, KROWKA MJ, HERVE P et al. (2004) Pulmonary-Hepatic vascular Disorders (PHD). Eur Respir J, 24: 861-880.

RUBBIA-BRANDT L, AUDARD V, SARTORETTI P et al. (2004) Severe hepatic sinusoidal obstruction associated with oxaliplatin-based chemotherapy in patients with metastatic colorectal cancer. Ann Oncol 15: 460-466.

RUEMMELE P, HOFSTAEDTER F, GELBMANN CM (2009) Secondary sclerosing cholangitis. Nat Rev Gastroenterol Hepatol 6: 287-295.

RUIZ-DEL-ARBOL L, URMAN J, FERNANDEZ J et al. (2003) Systemic, renal, and hepatic hemodynamic derangement in cirrhotic patients with spontaneous bacterial peritonitis. Hepatology 38: 1210-1218.

RUSSMANN SL, LAUTERBURG BH (2002) Medikamentös-toxische Leberschäden. Schweiz Med Forum 44: 1044-1050.

SADLER TW (2003) Medizinische Embryologie, 10. Auflage Thieme-Verlag, Stuttgart

SAIF MW, SHAHROKNI A, CORNFELD D (2007) Gemcitabine-induced liver fibrosis in a patient with pancreatic cancer. JOP 8: 460-467.

SALERNO F, GERBES AL, GINES P, ARROYO V (2007) Diagnosis, prevention and treatment of the hepatorenal syndrome in cirrhosis. A consensus workshop of the international Ascites Club. Gut; Published online 27.03.2007, doi:10.1136Gut.2006.107789

SALLER R, BRIGNOLI R, MELZER J et al. (2008) An updated systematic review with meta-analysis for the clinical evidence of silymarin. Forsch Komplementmed 15: 9-20.

SALMON JS, THOMPSON MA, ARILDSEN RC et al. (2006) Non-Hodgkin's lymphoma involving the liver: clinical and therapeutic considerations. Clin Lymphoma Myeloma 6(4): 273-280.

SANDIUMENGE A et al. (2003) Therapy of ventilator-associated pneumonia. A patient-based approach based on the ten rules of "The Tarragona Strategy". Intensive Care Med 29(6): 876-883.

SANER F, KAVUK I, LANG H et al. (2004) Terlipressin and gelafundin: safe therapy of hepatorenal syndrome. Eur J Med Res 27 (9): 78-82.

SANER FH et al. (2007) Pharmacology, clinical efficacy and safety of terlipressin in esophageal varices bleeding, septic shock and hepatorenal syndrome. Expert Rev Gastroenterol Hepatol 1(2): 207-217.

SANER FH, FRUHAUF NR, SCHAFERS RF et al. (2003)Terlipressin plus hydroxyethyl starch infusion: an effective treatment for hepatorenal syndrome. Eur J Gastroenterol Hepatol 15: 925-927.

SANYAL AJ, BOYSER T, GARCIA-TSAO G et al. (2008) Terlipression Study Group. A randomized, prospective, double-blind, placebo-controlled trial of terlipressin for type 1 hepatorenal syndrom. Gastroenterology 134: 1360-1368.

SAUER IM, GOETZ M, STEFFEN I et al. (2004) In vitro comparison of the molecular adsorbent recirculation system (MARS) and single-pass albumin dialysis (SPAD). Hepatology 39: 1408-1414.

SCHEITHAUER W, MCKENDRICK J, BEGBIE S et al. (2003) Oral capecitabine as an alternative to iv 5-fluorouracil-based adjuvant therapy for colon cancer: safety results of a randomized, phase III trial. Ann Oncol 14: 1735-1743.

SCHENK P, SCHONIGER-HEKELE M, FUHRMANN V et al. (2003) Prognostic significance of the hepatopulmonary syndrome in patients with cirrhosis. Gastroenterology, 125: 1042-1052.

SCHIEBLER T H, KORF HW (2007) Anatomie, 10. Auflage, Steinkopff Verlag, Heidelberg

SCHMIDT R F, LANG F, HECKMANN M (2007) Physiologie des Menschen mit Pathophysiologie, 30. Auflage, Springer-Verlag, Berlin - Heidelberg - New York

SCHMIDT LE, LARSEN FS (2007) MELD score as a predictor of liver failure and death in patients with acetaminophen-induced liver injury. Hepatology 45: 789-796.

SCHRIER RW, ARROYO V, BERNARDI M et al. (1988) Peripheral arterial vasodilation hypothesis: a proposal for the initiation of renal sodium and water retention in cirrhosis. Hepatology 8: 1151-1157.

SCHROEDER ET, SHEAR L, SANCETTA SM et al. (1967) Renal failure in patients with cirrhosis of the liver. 3. Evaluation of intrarenal blood flow by para-aminohippurate extraction and response to angiotensin. Am J Med 43: 887-896.

SENF R, KLINGEL R, KURZ S et al. (2004) Bilirubin-adsorption in 23 critically ill patients with liver failure. Int J Artif Organs 27 :717-722.

SEU P, WILKINSON AH, SHAKED A et al. (1991) The hepatorenal syndrome in liver transplant recipients. Am Surg 57: 806-809.

SHAO SH, ORRINGER EP (1995) Sickle cell intrahepatic cholestasis: approach to a difficult problem. Am J Gastroenterol 90(11): 2048-2050.

SHARMA AC (2007) Sepsis-induced myocardial dysfunction. Shock 28(3): 265-269.

SHARMA P, KUMAR A, SCHRAMA BC et al. (2008) An open label, pilot, randomized controlled trial of noradrenaline versus terlipressin in the treatment of type 1 hepatorenal syndrome and predictors of response. Am J Gastroenterol 103(7): 1689-1697.

SHEHAB TM, KAMINSKI MS, LOK AS (1997) Acute liver failure due to hepatic involvement by hematologic malignancy. Dig Dis Sci. 42(7): 1400-1405.

SHERMAN DS, FISH DN, TEITELBAUM I (2003) Assessing renal function in cirrhotic patients: problems and pitfalls. Am J Kidney Dis 41: 269-278.

SIEGENTHALER W (2005) Siegenthalers Differenzialdiagnose Innere Krankheiten - vom Symptom zur Diagnose, 19. Auflage, Thieme-Verlag, Stuttgart

SIKULER E et al. (1989) Abnormalities in bilirubin and liver enzyme levels in adult patients with bacteremia. A prospective study. Arch Intern Med 149(10): 2246-2248.

SLAVIN RE, DIAS MA, SARAL R (1978) Cytosine arabinoside induced gastrointestinal toxic alterations in sequential chemotherapeutic protocols: a clinical-pathologic study of 33 patients. Cancer 42: 1747-1759.

STADLBAUER V, KRISPER P, BEUERS U et al. (2007) Removal of bile acids by two different extracorporeal liver support systems in acute-on-chronic liver failure. ASAIO J 53: 187-193.

STANGE J, MITZNER S, RAMLOW WE et al. (1993) A new procedure fort he remonval of protein bound drugs and toxins. ASAIO J 39: M621-M625.

STAUBER RE, OLSCHEWSKI H (2010) Portopulmonary hypertension: short review. Eur J Gastroenterol Hepatol, 22: 385-390.

STRAVITZ RT (2008) Critical management decisions in patients with acute liver failure. Chest 134: 1092-1102.

STRAVITZ RT, KRAMER AH, DAVERN T et al. (2007) Intensive care of patients with acute liver failure: recommendations of the U.S. Acute Liver Failure Study Group. Crit Care Med 35: 2498-2508.

SUZUKI A, TAKAHASHI T, OKUNO Y et al. (1993) Liver damage in patients with colony-stimulating factor-producing tumors. Am J Med 94: 125-132.

SWANSON KL, WIESNER RH, NYBERG SL et al. (2008) Survival in portopulmonary hypertension: Mayo Clinic experience categorized by treatment subgroups. Am J Transplant, 8: 2445-2453.

TADROS T, TRABER DL, HERNDON DN (2000) Hepatic blood flow and oxygen consumption after burn and sepsis. J Trauma 49(1): 101-108.

TENNER S, ROSTON A, LICHTENSTEIN D et al. (1997) Eosinophilic cholangiopathy. Gastrointest Endosc 45: 307-309.

THEWS G, VAUPEL P (2005) Vegetative Physiologie, 5. Auflage, Springer-Verlag, Berlin - Heidelberg - New York

TIAN H, CRONSTEIN BN (2007) Understanding the mechanisms of action of methotrexate: implications for the treatment of rheumatoid arthritis. Bull NYU Hosp Jt Dis 65: 168-173.

TILLMANN HL, HADEM J, LEIFELD L et al. (2006) Safety and efficacy of lamivudine in patients with severe acute or fulminant hepatitis B, a multicenter experience. J Viral Hepat 13: 256-263.

TRAN A, HOUSSET C, BOBOC B et al. (1991) (VP 16-213) induced hepatitis. Report of three cases following standard-dose treatments. J Hepatol 12: 36-39.

TRAUNER M, FICKERT P, STAUBER RE (1999) Inflammation-induced cholestasis. J Gastroenterol Hepatol 14(10): 946-959.

TRAUNER M, GRAZIADEI IW (1999) Review article: mechanisms of action and therapeutic applications of ursodeoxycholic acid in chronic liver diseases. Aliment Pharmacol Ther 13(8): 979-996.

VAN CUTSEM E, TWELVES C, CASSIDY J et al. (2001) Oral capecitabine compared with intravenous fluorouracil plus leucovorin in patients with metastatic colorectal cancer: results of a large phase III study. J Clin Oncol 19: 4097-4106.

VAN DEN BERGHE G et al. (2001) Intensive insulin therapy in the critically ill patients. N Engl J Med 345(19): 1359-1367.

VAN DEN BROEK MA et al. (2008) Liver failure after partial hepatic resection: definition, pathophysiology, risk factors and treatment. Liver Int 28(6): 767-780.

VAQUERO J, FONTANA RJ, LARSON AM et al. (2005) Complications and use of intracranial pressure monitoring in patients with acute liver failure and severe encephalopathy. Liver Transpl 11: 1581-1589.

VAUTHEY JN, PAWLIK TM, RIBERO D et al. (2006) Chemotherapy regimen predicts steatohepatitis and an increase in 90-day mortality after surgery for hepatic colorectal metastases. J Clin Oncol 24: 2065-2072.°134

VINCENT JL, DE MENDONCA A, CANTRAINE F et al. (1998) Use of the SOFA score to assess the incidence of organ dysfunction/failure in intensive care units: results of a multicenter, prospective study. Working group on "sepsis-related problems" of the European Society of Intensive Care Medicine. Critical care medicine 26: 1793-1800.

WANG P, BA ZF, CHAUDRY IH (1991) Hepatic extraction of indocyanine green is depressed early in sepsis despite increased hepatic blood flow and cardiac output. Arch Surg 126(2): 219-224.

WEBER C, KUHLENCORDT R, GROTELUESCHEN R et al. (2008) Magnetic resonance cholangiopancreatography in the diagnosis of primary sclerosing cholangitis. Endoscopy 40: 739-745.

WHITEHEAD MW, HAINSWORTH I, KINGHAM JG (2001)The causes of obvious jaundice in South West Wales: perceptions versus reality. Gut 48(3): 409-413.

WIEST R, DAS S, CADELINA G et al. (1999) Bacterial translocation in cirrhotic rats stimulates eNOS-derived NO production and impairs mesenteric vascular contractility. J Clin Invest 104: 1223-1233.

WINTER A, OESTMANN JW, LENZ S (2009) Long-term liver damage due to trauma. Chirurg 80: 929-933.

WITZKE O, BAUMANN M, PATSCHAN D et al. (2004) Which patients benefit from hemodialysis therapy in hepatorenal syndrome? J Gastroenterol Hepatol 19:1369-1373.

WITZKE O. GERKEN G, KRIBBEN A, PHILIPP T (2007) Hepatorenal syndrome. What's new in 2007? Medizinische Klinik 102(3): 203-208.

WONG F, PANTEA L, SNIDERMAN K (2004) Midodrine, octreotide, albumin, and TIPS in selected patients with cirrhosis and type 1 hepatorenal syndrome. Hepatology 40: 55-64.

WONG F, RAINA N, RICHARDSON R (2009) Molecular adsorbent recirculating system is ineffective in the management of type 1 hepatorenal syndrome in cirrhotic patients with ascites who have failed vasoconstrictor therapy. GUT; published online 25. Aug. 2009: doi:10.1136/gut.2008.174615.

Literatur

WONG LP, BLACKLEY MP, ANDREONI KA et al. (2005) Survival of liver transplant candidates with acute renal failure receiving renal replacement therapy. Kidney Int 68: 362-370.

WÖRNS MA, WEINMANN A, PFINGST K et al. (2009) Safety and efficacy of sorafenib in patients with advanced hepatocellular carcinoma in consideration of concomitant stage of liver cirrhosis. J Clin Gastroenterol. 43(5): 489-495.

YUSUF TE, BARON TH (2004) AIDS Cholangiopathy. Curr Treat Options Gastroenterol 7: 111-117.

ZEN Y, HARADA K, SASAKI M et al. (2004) IgG4-related sclerosing cholangitis with and without hepatic inflammatory pseudotumor, and sclerosing pancreatitis-associated sclerosing cholangitis: do they belong to a spectrum of sclerosing pancreatitis? Am J Surg Pathol 28: 1193-1203.

ZORZI D, LAURENT A, PAWLIK TM et al. (2007) Chemotherapy-associated hepatotoxicity and surgery for colorectal liver metastases. Br J Surg 94: 274-286.

Links

DEUTSCHE GESELLSCHAFT FÜR ERNÄHRUNGSMEDIZIN (DGEM)
www.dgem.de

THE EUROPEAN SOCIETY FOR CLINICAL NUTRITION AND METABOLISM (ESPEN)
www.espen.org

DEUTSCHE GESELLSCHAFT FÜR VERDAUUNGS- UND STOFFWECHSEL-KRANKHEITEN E.V. (DGVS)
www.dgvs.de

UNIVERSITÄTSKLINIKUM ESSEN / VISZERALMEDIZINISCHES ZENTRUM
www.akutesleberversagen.de

Index

Index